在宅医療・クリニック経営の
新常識と新城式

超・開業力

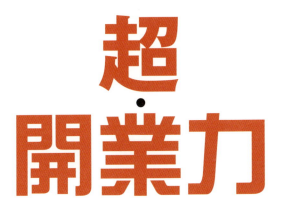

しんじょう医院院長 **新城拓也**

金原出版株式会社

この本を手に取ってくださった皆様へ ──著者より

　この本では，緩和ケアと在宅医療を行う医院の「開業」について，詳しく書かれています。
　しかし，この本の内容はそのような開業のノウハウだけにとどまらず，在宅医療のノウハウやコツ，また治療やケアの工夫についても多くのページを割いています。
　ですから，主にこの本を読んでいただきたいと思う方々は，

1) これから自分自身の医院を開業したい医師
2) 今すでに開業していて，これから在宅医療を始めたい医師
3) 今すでに病院や医院で在宅医療を行っているが，さらに工夫したい医師

です。しかし，この本には，

4) 在宅医療に関心がある看護師
5) 今すでに在宅医療を行っているが，さらに工夫したい訪問看護師
6) 医師との連携に難しさを感じている看護師

そして，

7) これから在宅医療を始めたい薬剤師
8) 今すでに在宅医療，訪問薬剤管理指導を行っているが，さらに工夫したい薬剤師

さらには，

9) 医療，介護関係の開業を考えるすべての方々
10) 介護に携わるケアマネジャー
11) 医院開業のコンサルティングに関わる方々

にも有益な情報が多く含まれています。できるだけ平易な言葉で，ふんだんに写真を用いて皆様の心に届くように書かれていますので，どうぞ，この先も読み進めてください。そこで開業や在宅医療の楽しさを発見していただけたら，とても嬉しく思います。

はじめに

在宅医療をよりよくするにはどうしたらよいのか？

　僕が10年間勤めたホスピスを退職し，在宅医療の専門クリニック（在宅療養支援診療所）を開業してから4年が経ちました。開業以来，ありがたいことにほぼ毎月，下は中学生，上は自分より年上の経験の長い開業医まで，多くの方がそれぞれの思いをもって見学にきてくださいます。

　僕は自分で運転する自動車で移動しながら，半日で4人程度の患者の家々を周り，診察をしています。その道中で，見学の方々に多くのことを語ってきました。診察した患者のこと，家族のこと，医師としての心構え，毎日感じていること……。

　見学者の大半は，在宅医療の実際を見に来る方や，僕の仕事のスタイルを見に来る方ですが，意外に多いのが仕事や業務のノウハウを自分の仕事に活かしたいと見に来る方です。一緒に一日を過ごすなかで，業務の進め方や，他職種との連携の仕方，事務員との共働の方法をご覧になり，とてもためになったと言って，皆さん帰っていかれます。

　僕も開業前には準備期間を作り，色々な施設を見学し，取材し，それぞれのクリニック，病院でのやり方を吟味しました。そして，開業してからも試行錯誤しながら，医師の心構えだけではなく，ビジネスとしての医院の経営・運営，医師としての仕事のやり方を構築してきました。そのノウハウの蓄積をこれから在宅医療に関わる方，開業したいと思う方，そして，現在の業務の流れに改良を加えたいと思う，より多くの方々にお伝えして，少しでも参考にしていただければと考えるようになりました。

　僕自身が人生をかけて挑戦している緩和ケアに対する考え方，そして一生かかるであろう医師としての修行の道程については，拙著『患者から「早く死なせてほしい」と言われたらどうしますか？』（金原出版，

2015）にまとめました．どのように患者と向き合うのか，どのように家族を支えるのかについて書きました．

　前著を書き上げてからも，医師としての自分は変化し続けており，書いた当時とはすでに違うことを考えていると実感しています．これからも，個人的な研鑽と，患者と向き合うことへの追求は続いていきます．この修行を時に苦しいと思いながらも続けていきたいと願っています．しかし，日々の事務的な業務に振り回されていては，なかなか医師としての修行に集中できません．そこで，自分の心と集中力が業務だけで消耗してしまわないよう，僕自身が編み出し，蓄積した効率化のノウハウを読者の皆様と共有したいと思い，本書を書きました．それぞれの皆様の人生の修行にも役立てていただければ幸いに存じます．

　世にある開業の指南本のように，不安な気持ちそのままに，事実と手続きを羅列した本にはならないよう心掛けました．開業前に始まり開業後に至る自分の物語に沿わせながら，皆さんにも共有できる内容になるよう知恵を絞りました．そして，僕自身に向けられた周囲からのメッセージを，今どのように現実の仕事に活かしているのかを，書くようにしました．

　本書には，緩和ケアや在宅医療の現場にいる方にも，いない方にも，役立つ知恵とノウハウがきっとあるはずです．なぜなら，僕自身が必死に探し求めて，あれこれ吟味して，皆様にプレゼントしようと考えた内容がここには一杯詰まっているからです．きっと気に入ってくださると僕は信じています．皆様どうぞお楽しみください．

　なお本書は，2015年10月20日から2016年5月3日まで毎週火曜日に，金原出版のホームページ上でweb連載した内容を元に書かれています．本文中には，さまざまな物品，グッズが登場しますが，どの会社とも利益相反が無いことを予めお断りしておきます．また写真に登場する方々には，web連載の時点で掲載に許可を頂いておりますことも申し添えます．

2017年1月

新城　拓也

CONTENTS

I 開業を決意するまで

2 ……… 第1回　勤務医をやめよう「僕を雇ってくれませんか」
8 ……… 第2回　東日本大震災が在宅医への道を開いた
　　　　　　　　「婚前旅行だったボランティア旅行」
14 ……… 第3回　院長になる覚悟「人に雇われているようでは駄目だ」

II 開業に向けた準備

22 ……… 第4回　コンサルタントに頼むな
　　　　　　　　「近寄ってくる人間はみんなだまそうとしている連中だ」
28 ……… 第5回　開業するまでにサバティカル（長期休暇）を
　　　　　　　　「取材，準備期間を十分に」
34 ……… 第6回　広告，宣伝，そしてホームページの作り方
　　　　　　　　「低予算で個人プロデュース」
42 ……… 第7回　診察室のテーブル「患者との向き合い方」
50 ……… 第8回　気になるお金の話
　　　　　　　　「在宅医療専門クリニック格安開業の内情」
58 ……… 第9回　事務職員の雇い方「三人のバランス」
　　　　　　　　「一人倒れても大丈夫な職場作り」
66 ……… 第10回　書体と名刺。そして親子の物語

III 開業後

- 82 .... 第11回 電子カルテは他人の手で「クリックは人生の浪費」
- 90 .... 第12回 日々使っている道具
「iPhoneでリアルタイムの情報伝達を」
- 96 .... 第13回 情報共有の楽しさ「iMessageですぐにチームに回覧」
「夜中でも励ましのメッセージ」
- 108 .... 第14回 専門職との連携「看護師は雇うな」
- 122 .... 第15回 往診鞄と必要最小限の薬「どんな鞄が便利か」
- 130 .... 第16回 訪問薬剤師を鍛えろ
「処方せんに載らない物品を調達せよ」
- 144 .... 第17回 24時間体制は負担なのか
- 164 .... 第18回 外の人達との付き合い方
- 172 .... 第19回 自由な時間はたくさんある「毎日の時間は自分で作り出せ」
- 186 .... 第20回 白衣とお金。そして医師の霊性
- 192 .... 第21回 医療の質を保つには「スモールチームで大きな力を」

- 201 .... あとがき

COLUMN

- 72 .... 「緩和ケアをなぜ選んだの？」 眠りたい，休みたい，昼食を食べたい，
じっくり診察したい――自分の医師としての特性を知る
- 104 .... Apple Watch：思ったより役に立つ？
- 116 .... 「何かを書くということ」について僕の思うこと
- 138 .... 往診車アクア：車の細工
- 158 .... コンピューターを使った小技の数々
- 180 .... 診察の七つ道具

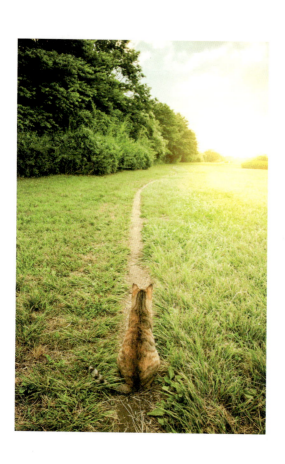

I

開業を決意するまで

第1回 勤務医をやめよう
「僕を雇ってくれませんか」

在宅医への道のりは，脱藩浪士から始まった

　さて，皆さんには僕がキャリアのドアをどのように開き，くぐってきたのか，少し時間をかけてお話ししようと思います。毎回，色々な出来事とともに僕の考えがどう変わってきたのかお伝えできればと考えています。そのために，まずは簡単に自分がどんな仕事をしてきたかを書いていかなくてはなりません。どうぞしばらくの間，お付き合いください。

　僕は，1996年に名古屋市立大学医学部を卒業し，最初の1年と数カ月は憧れていた脳外科医として医師の修行を始めました。しかし激務に耐え切れず，また将来の自分の行く末に不安を感じ，次の年には改めて内科医として修行し直すことになりました。そして内科医となって5年が過ぎ，ある程度のことができるようになった頃から，緩和ケアに魅了され，本格的に修行をしたいとの思いで神戸にやって来ました。2002年のことです。

　その頃，住んでいた名古屋近辺にホスピスはほとんどありませんでした。また，大学の医局に所属して仕事をするのが当たり前の時代でしたので，医局の人事を外れた脱藩浪士のような医師が，総合病院に勤務することは難しいのが実状でした。しかし幸いにも，ホスピスについてはどこも医師が足りない状況でした。色々な導きと運もあり，神戸のホスピスに就職することができました。そこで10年間働いた後，在宅医療専門クリニック（在宅療養支援診療所）を開業し，現在に至ります。

ホスピスの9年目で迎えた，燃え尽き症候群

　ホスピスでの10年間は慣れないながらも必死で働きました。緩和ケアの進歩も非常に早かった時代で，全国の多くの同僚とともに発展途上の道を確かに登っているという，充実感のある仕事が続きました。勤務先のホスピスでは，いつも穏やかに自分を助けてくれる上司に恵まれ，また看護師をはじめとする周囲の同僚にも恵まれました。ホスピスだけでなく，院内の他科の医師，看護師とも信頼関係が構築されていき，何の不満もない仕事であり，職場でした。

　しかし，ホスピスで働いて9年を過ぎた頃から，自分の心が燃え尽きてしまいつつあるのを感じたのです。燃え尽き（バーンアウト）といっても，かつて僕が脳外科医として研修医をしていた頃に味わった，疲れ切って考えることは嫌なことばかり，職場に行くのが毎日憂鬱という燃え尽きではありません。自分のやりたいことができる満足感とともに，ここではもう自分の能力を100％発揮し終えたのではないか，という燃え尽きを感じたのです。これ以上何をしていけばよいのか，と思い始めていました。

　40歳前後の医師はこのような壁にぶつかったとき，転勤して新しい場所で同じような仕事を始めることもありますが，まずは，院内の横断的な仕事を任されることが多いと思います。すなわち「○○委員会」に出て会議をする毎日です。管理的な仕事を倦厭し逃げ回っていた僕は，緩和ケア以外の全く違う仕事を自分の生活に取り入れるより，新天地を探すほうがよいのではという気持ちが強くなっていました。しかし，自分を次の場所に誘うサインは何もありませんでした。

　このとき僕は，壁にぶつかって次の場所へ行けない自分をはっきりと自覚しました。壁伝いにどこまで行っても壁ばかりで，次の場所へ行けないと感じていたのです。

　行き詰まって日常にやや退屈していた僕は，学会の仕事に情熱を注ぎました。ガイドラインの作成や共同研究に関わり，成果を発表する仕事です。自分には不相応な大きなチャンスを下さる方もいらっしゃいました。しかし，やはり日常の濁流にのまれながら，この先自分はどうしたらよいのかと模索し続ける毎日でした。私生活では，長男の中学受験の助けをよくしていました。それでも有り余る自分の情熱を消費するために，その頃流行り始めたSNS (social networking service)であれこれ自分の思いや，仕事のこと，プライベートをつぶやき始めたのです。

Twitter　新しい出会いの予感──訪問看護との邂逅

　2010年頃のSNSはまだ黎明期でした。いい年をした大人が，自分の心情や私生活を赤裸々に公表するのには違和感もありましたが，案外自分の，また相手の内面がよくわかる可能性のあるコミュニケーションツールでした。自分の職場や仕事に関連した人間関係に行き詰まりを感じていた自分にとっては，異なる職場や価値観の医療者，また哲学者，医療コンサルタント，遠くに住む友人とのネット上での交流は，新しい物の見方を発見する良い機会となったのです。

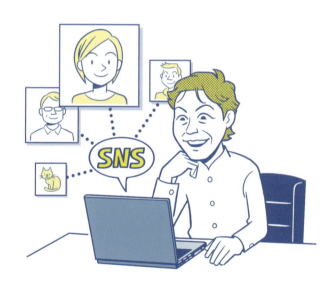

そして，SNSを通じて知り合った仲間とオフ会を開くようになりました。その一人が地元の訪問看護ステーションで働く看護師のハラダさんでした。彼女の活動地域は自分の職場とは異なり，また対象とする患者層も全く違っていました。しかし，SNSの発言を通じて，彼女が医療者として看護師として信頼に足る人物であることは，すぐにわかりました。そしてある日，彼女と二人でじっくり話した後，彼女の職場の人達と会いたいとお願いしたのです。
　神戸の繁華街の居酒屋でした。彼らは自分よりも若く，また訪問看護，訪問リハビリ，デイサービスといった，ホスピスで働く僕にとっては全く異なる世界で仕事をしている人達でした。話をすると，自ら起業し自分達の職場を責任をもって運営している様子が伝わってきました。しかし当時の僕は，彼らのように経営しながら医療をすることを敬遠していました。医療だけに専念したいと，病院の管理的な仕事も避けていましたから，経営なんてしたくないと心の底から思っていたのです。

オフ会でのつぶやき「僕を雇ってくれませんか」

　訪問看護ステーションの幹部であるヨシダさん，ハラダさんをはじめ，その日参加していた彼らは自分にとても関心をもってくれ，また敬意をもって接してくれました。
　外で立派なお父ちゃんも，家ではただのうるさい親父。家庭のように長く慣れ親しんだ職場では忘れていた尊敬の感触でした。僕はほめられると弱い長男ですから，ついその気になってしまいました。「自分では何もアクションは起こせないけど，皆さんが僕を雇ってくれませんか。そうすれば一緒に一生懸命働くよ」と話したのです。この時点で，僕にはまだ何の覚悟もありませんでした。開業も起業も経営も自分からは遠ざけておきたい，安定した経営基盤の上に唯々乗っかっていたいと思っていただけだったことが，今振り返るとわかります。
　訪問看護ステーションのヨシダさん，ハラダさんらは，訪問看護事業所が

本当に医師を雇用できるのか，真剣に検討してくれました。しかし，それはうまくいかないことがわかりました。医院の開設者は医師である必要があるからです[注]。そして，僕はまたいつもの職場に戻っていきました。時は2010年1月。まだ寒い冬の日の出来事でした。

注) 医療法第7条によると，「医師でないものが診療所を開設しようとするときは，開設地の都道府県知事の許可を受けなければならない」，さらに，医療法第7条に定める開設者とは，「医療機関の開設・経営の責任主体であり，原則として営利を目的としない法人又は医師である個人であること」とあります。つまり，医師でない人が病院を作ることはできないのです。

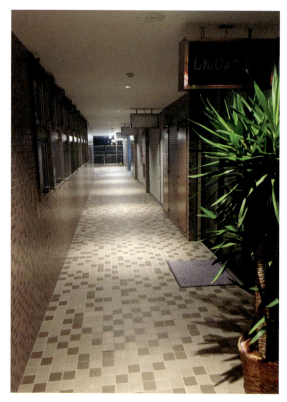

しんじょう医院の前の廊下。
未開の地を自分の足で
歩くには……?

自分の足で未開の地を歩けない，医師という職業

　思い出すと笑い話のようですが，なんで「僕を雇ってくれませんか」としか言えなかったのか，今ではよくわかります．現代の医師は，大抵，研修医を経て勤務医となります．また，大学の医局に所属し，何年目になると何をするという，何となくのキャリアパスが存在しているのです．小学校，中学校，高校，大学で何年生は何をするといったような，明確に決まった学習計画（シラバス）の上を歩いています．

　医師はシラバスの上を歩く能力には非常に長けています．受験という関門をくぐり抜け，いわばプロフェッショナルです．しかし，決まった道を効率よく，スピードをつけて歩くという生き方が幼少の頃から染みついてしまい，自分の足で未開の地を歩くことができなくなっているのです．自分もそうでした．用意された道を歩き，用意されたポストに就く生き方しか知らなかったのです．

　「僕を雇ってくれませんか」という言葉は，僕が自分で道を切り開く覚悟がない心の表れでした．

　神戸のホスピスに来るとき，一度は覚悟を決めて自分自身でキャリアを切り開いたにもかかわらず，僕はなぜか臆病になっていました．そして，新たな覚悟がないまま，キャリアのドアは開かず，そのまましばらくは壁の手前で過ごしていくことになるのです．

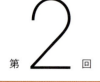

東日本大震災が在宅医への道を開いた「婚前旅行だったボランティア旅行」

東日本大震災の日,不思議な心の動き

　2011年3月11日,あの日はいつものように金曜日のルーティンワークをこなしていました。東日本大震災が発生し,テレビでは今までに見たことがないような津波の映像が流れていました。病棟では,テレビの中の世界とは関係なく一日が流れ,陽が傾きいつものように西の空に沈んでいきました。

　その日から僕はテレビに釘付けとなってしまいました。繰り返し流れる映像に今まで感じたことのない恐怖を覚え,全く揺れもせず,津波もこない神戸でなぜか不安を感じていました。そして,原子力発電所の事故が発生しました。SNSは恐怖を拡散するおかしなメディアとなりました。もちろん現地の悲痛なメッセージも流れてきますが,そこにはありとあらゆる興奮と鎮静が入り交じった情念があふれているかのようでした。

　1995年に阪神淡路大震災が神戸を襲ったとき,僕は大学生で名古屋にいました。遠い町の惨劇に驚くばかりでした。このとき,僕は未熟で無力な学生で,何も行動を起こすことはできませんでした。しかし,東日本大震災のときは大きな動揺を覚え,東北には友人はそれほどいないにもかかわらず,どういう訳か何かしないとならない気持ちにさせられました。

　震災から半月が経った4月初旬,ここで何か行動を起こさなければ,今後の自分の人生が「ぺらぺら」なものになるに違いないというおかしな強迫観念が僕の心を押しつぶしました。今思い出しても不思議な心の動きです。それまで自分の仕事は,患者とその家族のためと思っていましたが,それ以外にも医師としてのキャリアと自らの興味を追い求めていた部分が大きいことを痛烈に自覚しました。もちろんそれまでも,患者とその家族のために働いていたつもりですが,何かが欠けていたかもしれないと思ったのです。

医療ボランティアとして現地入りする計画，家族の理解

　まず現地へ行こうと思ったとき，自分の勤務していた病院でも組織的な援助の予定があることを知りました。しかし，自由に行動するのを好むという自分の特性をよく知っていましたので，スケジュールが決められた団体行動の活動より，「単独で自由に援助してみたい」と考えたのです。

　脳外科医だった若い頃のように夜通し救急救命をするようなタフな肉体派の援助はできないとわかっていましたし，かといって緩和ケア医として心のケアを前面に出すような胡散臭い援助もしたくないと考えました。趣味のバイオリンを持って演奏しながら，内科医として現地で勝手に活動したいと思い立ったのです。しかし，現地のボランティアを束ねる立場からみれば，我ながらとても迷惑な話だと思いました。そこで，人が行かないようなところへ行くなら何も言われまいと思いつき，原発事故を起こした福島第一原子力発電所に近い，南相馬市に行くことにしたのです。

　この時点で自分一人では何も活動できないと思い，神戸で震災援助の経験がある訪問看護ステーションのハラダさん，そしてヨシダさんに，一緒に行きませんかと声をかけました。たった一，二度しか会ったことがないにもかかわらず，迷うことなく二人を誘いました。彼らが自分に親愛と尊敬を感じてくれていることを強く自覚していたからです（そしてそれは今も変わりません）。しかし，二人は一緒に行くことを迷いました。

　僕も家族に自分の考えを話すと猛烈に反対されました。「誰もあなたのことを呼んでいるわけではないでしょ。なのになんでそんな危険なところへ行くの」「家族のことを考えたことがあるのか」と言われました。自分でもなんで現地へ行こうと思っているのかさっぱりわからないが，今行かないとこれからの自分は「ぺらぺら」になってしまうと訳のわからない理由を妻に話しました。妻は最後には，バーニーズニューヨークの品の良い帽子をプレゼントすることで許してくれました。彼女らしい粋な許し方でした。

　ハラダさんは神戸で震災援助をしたときの経験で深く心が傷ついていましたが，最後には一緒に行くこと，僕のバイオリンの伴奏としてギターを持って行くことを決心してくれました。ヨシダさんは，子どもが生まれ父親になったば

かりでした。猛烈に家族の反対を受けましたが，どうにか一緒に来てくれることになりました。

バイオリンを片手に被災地へ，南相馬の4日間

　そして，面識も全くない現地の南相馬市立総合病院に電話し自分の考えを伝えてみますと，すぐに歓迎する旨の返事がありました。2011年4月22日のことでした。4月24日，飛行機とレンタカーを使って南相馬市に着きました。津波の被害を受けた町はえぐられ，強烈な臭いに支配されていました。自衛隊，警察があちこちに滞在しており，物々しい雰囲気でした。
　一方，津波の被害を受けていない町は全くといってよいほど被害はなく，宿泊した旅館では，大浴場も使えました。近くにある地元のスナックも営業中

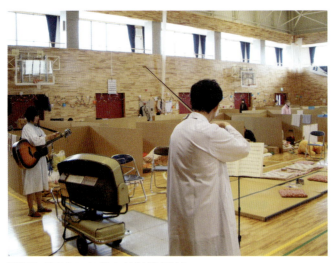

避難所で演奏するハラダさん(左)と筆者(右)

でした。そして，南相馬市立総合病院の院長，副院長の先生に，避難所の状況の説明と周回活動の指示をもらい，毎日避難所を回ることになりました。お二人は多忙にもかかわらず，短期間しか滞在しない，また一風変わった我々を歓迎してくれたのです。

　避難所では住民の方々はもとより，病院職員の方々の援助疲れをしている表情が印象的でした。僕らは白衣を着て避難所を回ることにしました。自分達が医療者であることを示し，また神戸から来たことを話しました。僕自身は神戸の震災の被害は直接受けていないのですが，神戸から来たと言うだけでどなたも好意的でした。

　どの避難所でもまず，普通の診察を受け付けた後に，勝手に演奏をしました。僕のバイオリンとハラダさんのギター。バイオリンを片手に，避難所となった小学校や中学校の教室をただひたすら回りました。色々な人達と声を掛け合い，さまざまな話を聞きました。ある日を境に生活を奪われ，いつまで続くかわからない，不自由な暮らしをしていくつらさに押しつぶされそうになっている人達がいました。ただ黙ってつらさに耐えている人達もいました。

　僕にとってこの経験は，自分の医師としての生き方，医療活動を見直す大きなきっかけになりました。どの避難所も衛生的とはいえず，食べ物も生活環境も整っているとは言いがたい状況でした。身体が動く人達は避難所から仕事に行きますが，高齢者や子ども，身体が悪い人はどこへも行くことができません。僕は，たいした薬もなく検査もできない状況下で自分の無力を感じ，また，不自由な暮らしを強いられている人達に気の利いた言葉一つ掛けることもできませんでした。ただ，普通に接して，演奏することが一時的な心の慰めになればと活動しました。そして4日間の短い滞在を終えたのです。

在宅医療の決心，信頼できる仲間とともに

　ライトバンで被災地を巡る道中，ハラダさん，ヨシダさんと寝食をともにしながら三人で活動していくうちに，それぞれの考えていることがよくわかってきました。この三人なら，利害を越えた活動ができると確信しました。それまで病院で仕事をしていた自分の風景が，急に色彩をなくしたように感じました。整った環境で洗練された医療を提供している自分，自分自身や病棟，病院のために仕事をしていることに気がつきました。

　もっと行き届かない環境のなかで暮らしている人達のために活動しなくてはならないと，急に思い立ちました。このとき，開業して，在宅医療を中心に活動しようという決心がついたのです。在宅医療での問題点をハラダさん，ヨシダさんから聞いたことで，自分が働かなくてはならない場所があることをはっきり自覚したのです。

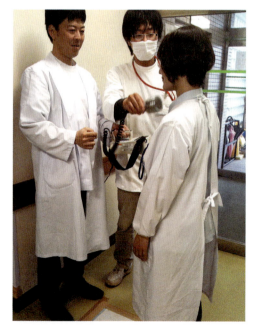

信頼できる仲間となら，
利害を越えた活動ができる

ほんの短い4日間だけの震災援助活動でしたが，これをきっかけに，自分は信頼できる仲間を得，仕事をする喜びを知りました。まさに，婚前旅行のようなものです。一緒に働くパートナーと，擬似的な活動であれ，一緒の現場を共有してみることでしか，ともに仕事をする実感はわかないことがわかりました。このことは，以降職員を雇用するうえでも最も大切にする自分のなかの原則となりました。

　「啐啄（そったく）の機」という言葉があります。"啐"は鶏の卵がかえるとき殻の中で雛がつつく音，"啄"は母鶏が外から殻をかみ破ることです。

　僕の心のなかで，変化の求めはまさに"啐"で，震災援助活動は"啄"となりました。こうして，僕の開業に向けて，キャリアのドアは突然開かれたのです。

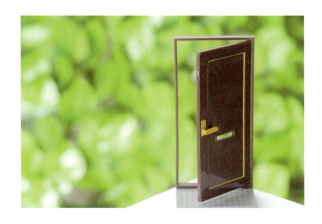

第3回 院長になる覚悟
「人に雇われているようでは駄目だ」

不安だらけの開業計画

　2011年4月末,震災支援で訪れた南相馬市への旅を終える頃,絶対的に信頼できる仲間を得たことで,開業に向けての迷いは次第になくなりました。しかし,開業までのステップを何から始めたらよいのか全くわからないため,別の不安が募ってきました。今まで医療の手が及ばなかった人達にも良い治療とケアを届けたい。不十分な在宅療養をしている人達に今までになかったチーム医療を届けたい。コンセプトは明確でしたが,具体的に何を用意したらよいのか,まるで想像がつかなかったのです。

　開業に関する本を買い読んでみると,まず患者を集めることができる立地なのか,どのような設備投資をするのか,どのような内装にするのか,といったことが書いてありました。もし自分が開業したら,毎日どんな診療をしていくのだろうか。どのくらいの広さの診療室にしたらよいのだろうか,診療所の名前はどうしよう,まず月曜日はどんな一日を過ごすのだろうか。レントゲン設備を付けたほうがよいのだろうか。本を読むたびに不安ばかりが大きくなっていきました。

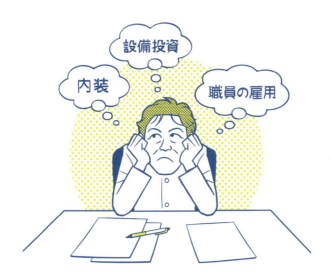

開業のハードウエアとソフトウエア

　こういう設備に関するハードウエアの一つひとつを頭に思い浮かべると，不安が高まり頭のなかがうるさくなってきました。また，人は何人雇ったらよいのだろうか。事務員は何人，看護師は何人，他に自分をサポートしてくれる職種の人間は何人必要で，給料はいくら支給したらよいのだろうか。そういった職員雇用に関するソフトウエアの考えも全くまとまっていないことに気がつきました。いや，それ以前に「誰を雇えばよいのだろう，よい方に出会えるのだろうか」とますます不安は高まるばかりです。

　訪問看護ステーションのヨシダさん，ハラダさんは震災支援をともにした信頼できる仲間とはいえ，彼らには自らが運営する会社がすでにあり，僕が雇うわけではありません。彼らの会社と僕は対等な関係でチームを組むにすぎないのです。自分は自分で診療所の職員，信頼できる部下を探さなくてはなりません。開業指南本やホームページの求人サイトなどを眺めて，ああ自分もこうやって部下を公募するのかと，ぼんやり考えていました。

15年前の在宅医療，訪問看護師と山道を走った思い出

　それまで自分が知っていた在宅医療は，1998年頃に三重県で病院勤務をしていたときのスタイルでした。そこは郡部の中核病院だったため，地域の患者を最初から最後まで診るのが当たり前という方針でした。自分の外来に通っていた患者が，通院できなくなったら入院してもらう。当時は，入院期間が長くなってもうるさく言われることもなく，長くなれば療養病棟に移り，季節を感じながらのんびりと診療していました。

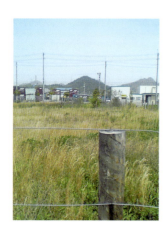

病院勤務をしていた
三重県の風景

　しかし，なかには寝たきりであっても家で過ごしたいという患者もいました。最初は「家で過ごすことはできません，治療がたくさんあります」と引き留めていましたが，介護保険制度が始まり，訪問看護ステーションができると状況は少しずつ変わっていきました。今までの治療を引き継ぎながら，家で療養するというやり方が始まったのです。

　最初は訪問看護師が患者の家に行くだけでしたが，そのうちベテランの看護師達が若い僕を訪問車に乗せて往診に連れて行ってくれるようになりました。「先生，今日は○○さんのところへ行くよ」と，言われるがままカルテを手に軽自動車に乗り，地元の道をよく知る看護師とともに，山道を走り往診に出かけたのです。

患者は何を食べている？——患者宅での診療の面白さ

　当時病院の中で息が詰まっていた自分にとって，外の空気は新鮮で，また各家の生活を見ながら治療を続けることにも面白さを感じていました。鍋の蓋をとり，冷蔵庫の中を見せてもらって，患者が何を食べているかも考慮しながらの治療には「これだ！」という手応えがありました。また，その頃は緩和ケアを独学で必死に学び始めた時期でもあり，家で最期を迎えたいという患者，家族のために日夜走り回りました。

　一人ひとりを大事に診ながら，患者，家族と深い心の関係が生まれる喜びを感じていました。そして，もしも患者が家にいられなくなっても，入院してもらい自分が診療を継続できるのです。最初から最後まで自分が診ることができ，大切にしている患者，家族と関係が続くことに充実感がありました。

そして現在，在宅医療も分業の時代へ

　しかし，僕が開業しようと思った2011年は以前とは全く違っていました。まず，一人の医師が同じ患者を最初から最後まで診ることはありません。入院，転院をするたびに医師は代わります。がんを診断した医師，入院病棟の医師，手術をする医師，退院後に通う外来の医師，そして亡くなる前にホスピスにたどり着いたときの医師，すべてが違うのです。

　このように不連続な医師，患者関係が当たり前になっている，現代の都市部での在宅医療はどういう形にしたらよいのだろうか，入院が必要となったときはどうしたらよいのだろうかと，開業前の不安はますます募るばかりでした。

「在宅医療勤務医」の誘惑

　さて近年では，人口の高齢化とともに，特に都市部では病院への長期入院が困難となり，厚生労働省の方針で入院日数の短縮が推進されました。そしてさらに在宅医療の整備のため，診療報酬では，24時間体制を条件とした在宅時医学総合管理料(注)が特に高く設定されました。この管理料を目当てに在宅療養支援診療所が増え，そして「在宅医療専門」の診療所が全国にできていきました。

　「在宅医療専門の診療所」に関する情報を探すと，介護施設や高齢者マンションの診療を主にする大きな経営規模の診療所があり，また複数の医師を雇用しグループ診療をする診療所もありました。ネットや雑誌ではそういう羽振りのよい規模の大きなモデルが目につきました。

　ああそうか，自分もそういうところに雇われてひとまず在宅医療を始めて，その後，のれん分けしてもらったらよいのかと思いつきました。ハードウエア（設備），ソフトウエア（職員雇用）の不安も一挙に解消し，自分が最も苦手意識をもっていた経営，経理のことも任せることができます。「あ，そうか，開業するとはいっても最初は他人の釜の飯を食うのでよいのか」，そう思ってしまったのです。

　こうして2011年の夏になり，在宅医療，開業を決意した僕は具体的なビジョンのないまま過ごし，とうとう「在宅医療勤務医」しか思いつかない状況となってしまいました。新しいチャレンジをするよりも，半身だけ開業するような計画しか思いつかなかったのです。しかし，一方でこんな貧困なアイデアに不満を感じている自分がいることにも気がついていました。

注）診療報酬の在宅医療部門に在宅時医学総合管理料という点数ができたのは2006年。月2回訪問診療を行うこと，総合的な医学管理をすること，24時間体制など諸々の条件を満たすと算定できます。訪問診療の診療報酬1人分は，外来診療の約7〜10人分に相当します。

小商いのすすめ，少人数の患者を丁寧に診るスタイルにしよう

　色々思い悩みながら夏が過ぎ秋が来て，そして冬を迎えた頃，ふと手にした本がありました．『小商いのすすめ』（平川克美著，ミシマ社，2012）でした．まえがきに，東日本大震災以降の日本の価値観の変化のキーワードとして「小商い」があると書かれていました．

　僕は，この言葉にはっとしました．売るものも客も限られている，それでも客が納得するまで丁寧に磨いた自分の売り物を扱う．大きな職場で大きな仕事をするのではなく，自分は医療を「小商い」できないかと考えたのです．自分の得意とする診療で，少ない患者を丁寧に診ていくことをやろうと思ったのです．

　「小商い」というキーワードで急にアイデアが膨らんでいきました．そして，「小商い」をする診療所には，マニュアルも開業指南本もネットの情報も全く役立たないことにも気がつきました．どこにも同じモデルの診療所がなかったからです（だからこそ，こうして本書の執筆を始めたのですが）．

　開業するということは，自分が院長となる覚悟をもつことです．それは，今までの自分という存在ではない，また新たな自分へと成長する覚悟です．自分のやりたいコンセプトを自覚したことで，「人に雇われているようでは駄目だ」と自分の心が定まったのです．

開業するということは，
自分が院長となる覚悟をもつことです。
それは，今までの自分という存在ではない，
また新たな自分へと成長する覚悟です。

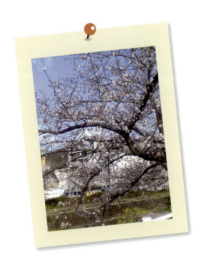

II

開業に向けた準備

コンサルタントに頼むな「近寄ってくる人間はみんなだまそうとしている連中だ」

開業に向けて，病院退職のあいさつ

　開業を決意した僕は，勤務先の病院と部署に辞めることを話す必要がありました。仕事でも何でもそうですが，「始める」よりも「辞める・止める」ことには何倍もエネルギーを必要とします。

　2011年9月1日，退職と開業の意志を伝えると決めたその日，まず僕は，病棟で直属の上司に「お話があります」と声をかけ，別の部屋で話したいと告げました。上司は僕の決心を聞いてすぐに賛同してくれました。次に院長に話をしました。実は過去に近隣の大病院から転職の誘いを受けたときにも，同じように上司と院長に相談をしたことがあります。そのときは，病院に留まるようにと時間をかけて諭されました。結局その話は断り，病院に残りました。しかし今回は，すぐに「そうですか，これからもこの地域で頑張ってください」ということになりました。

　自分に迷いがあるとき，決断できていないときには，人生を長く生きた先達はすぐに察します。熟成された覚悟がみられなければ，優れた人格者はその欠損に気づき，相手を導く言葉を発するのです。しかし，覚悟がみられれば，最早言葉はかけてきません。そして，胆力のある人物は予祝の言葉を述べます。僕は院長と話すことで，自分自身の開業と院長になる覚悟は熟成されたと実感しました。

　今までの経験に照らしてみると，物事がうまくいくときというのは，色々と不思議なことが起こるものです。例えば，僕が病院を辞めるにあたって，誰か他の医師を探さなくてはと思っていた矢先のことでした。6月に東京で講演した後，ある医師から話しかけられました。もしかしたら，神戸で緩和ケアに関する仕事を探すかもしれないと言うのです。僕は，自らの去就については全く触れず，挨拶と名刺を交わし「ぜひ神戸で一緒に働きましょう」と伝えました。

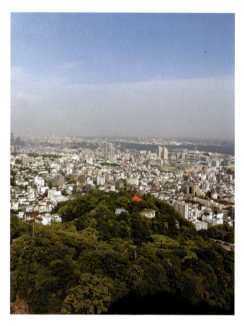

神戸での開業を
決意する

　その方は、僕の退職と入れ替わりに今の職場に入職してくださいました。
　また、9月に埼玉へ講演に向かう道中、製薬会社のハリカワさんに僕が開業することを話すと、彼もちょうど同じように新しいチャレンジをしたいと考えていたところで、ぜひとも一緒に働きたいという話になりました。現在、ハリカワさんは薬剤師として神戸の薬局に勤務し、ともに活動する仲間として働いています。

桃太郎を助けてくれるのは……

　開業に向かって、自分のオーラが段々と変化していくのを感じました。覚悟が固まったことで、自分と自分の周りが変化していくのです。昔話の「桃太郎」のように、自らに何か目指すところがあり、それに応じて人が集まってくるとき

には，物事はうまくいきます。反対に，何か為したいことがあっても，人が集まってこないときには大抵うまくいきません。

　横道にそれますが，僕は「桃太郎」は悪い鬼をこらしめる勧善懲悪の話ではなく，大志を抱いたときには助けてくれる仲間が自然に集まってくるという話だと思っています。思いつきでは駄目なのです。大志がなければ人は集まってきません。「勤務医に疲れたから」「今の職場が嫌になった」「開業医のほうが儲かるから」「自分は後を継ぐことが定めだから」という動機では，転職はできたとしても人がなかなかついてこないのです。

　自分の周りに助けてくれる人が現れ，自分の大志を形作り後押しをしてくれる，そんな不思議な出来事が2011年には他にも数多くありました。

開業コンサルタントのこと，あれこれ

　退職を公表した後，製薬会社のとある方を通じて，開業コンサルタントからの接触がありました。翌年3月に仕事を辞めることは決めていたものの，開業については右も左もわからない時期でしたので，そうか開業コンサルタントに頼めば，自分は仕事をしながらでも，不慣れな手続きや交渉を代行してもらえるのかと，初めはそう思ったのです。

　さて，その少し前に，広島に住む従兄と法事で久しぶりに会ったときのことでした。開業とは関係のない何気ない会話の途中で「のお，たくや（小さいときからよく遊んでいたので僕をこう呼んでいました），近寄ってくる人間はみんなだまそうとしている連中じゃけえのお」と不思議なことを言ったのです。そのときは，相変わらず猜疑心の強い男だなと思っただけでしたが，その言葉が急に思い出され，現実味を帯びてきました。

　なるほど，開業コンサルタントは親切心から自分に近づいてくる人間ではないんだ，ビジネス上の利益が生じるからこそ，自分の周辺に近寄ってくるのだと気づきました。もちろん彼らも仕事ですから，相談し仕事を任せるからには代金が発生します。自分の開業に対する不安を，現実的に処理してもらうた

めの賃金です。しかし近づいてくる人間は，賃金以上の何かを自分から奪取することもあるのです。

例えば，開業コンサルタントのデメリットにはこんなものがあります（ほぼ実話ですが，情報をくださった方のために一部改変しています）。まずコンサルタントは，多くの周辺の業者を紹介してきます。診療所の工事業者がぼったくりで，通常の相場の3倍近くを請求された。チェーン展開しているやり手の調剤薬局と組んで，診療所の横に新しい薬局を開業する話をもってくる。隣に薬局があればありがたい，薬局の開業に医師はお金を払う必要はないと喜んでいたところ，地区の老舗薬局から反発され，その薬局と懇意にしている複数の開業医から村八分にされた。患者確保のため特定の施設，例えば高齢者マンションの住人をまとめて訪問診療する話をもってくる。喜んで引き受けると，患者1人当たりにつきリベートを要求され，かかる時間の割にはコストに見合わない状況となってしまった。必要のない医療設備，例えばレントゲン，内視鏡を「念のため設置しては」「患者を集めるには設備が充実していないと」と言われ，不安に駆られてあれこれ医療機器販売店から買い込んだものの，全く使わない道具，装置が診療所にある。事務員，看護師の雇用に悩んでいたので，コンサルタントに紹介された人材派遣会社から人を雇ったものの，問題のある職員が多いうえ，辞めさせにくくなってしまっている，などなど枚挙にいとまがありません。

自分が不慣れなことに不安を感じるのは当たり前です。しかし，院長として大事にすべきことまでも人に任せてはならないのです。

お金で何とかなることはよいのですが，特に人脈，雇用のことをコンサルタントにお膳立てしてもらうと，大きなしっぺ返しに遭うかもしれないのです。

熊本の在宅療養支援診療所，ゴトウ先生のことば

　自分のオーラが変化していくに伴って，直感も鋭くなっていきました。開業コンサルタントのように向こうから近づいてくる人間には全く応じず，必要な人は自分から求めていくことを開業までの鉄則（プリンシプル）にしました。そして，もう一つの出会いが，その鉄則をただの世間知らずの無謀な思いつきから，確固たるものに変えたのです。

　東日本大震災が起こった直後，まだ開業など全く考えていなかった頃のことです。僕は講演で熊本に呼ばれていました。懇親会へ移動するタクシーで，ホスピスを辞めてクリニック（在宅療養支援診療所）を開業したゴトウ先生と一緒になりました。車中，充実した仕事ぶりについて伺っていましたが，懇親会の料亭に着くとすぐに先生は緊急コールで呼び出されて帰ってしまいました。

　時が経ち，開業を公表して2カ月後に，ゴトウ先生のクリニックに2日間見学に行き，開業するまでの道程を詳しく教えてもらいました。心に残った言葉として，「労働関係や届け出の書類，ありとあらゆる手続きも社会勉強だと思って，一つひとつ自分で一度やってみたほうがよい。勤務医を辞めてからすぐに開業医として仕事しようと思わず，時間をかけて開業したらいいんです」という助言をいただきました。3月31日に退職した直後の4月1日に開業しなくてはならないと思い込んでいた僕は，人に雇われるのではなく，自分が独立して稼業を始めるという意味を初めて具体的に実感したのです。

　不思議な出会いを通じて自分の周りに自然と集まる人達，そして従兄と，熊本の先達医師の言葉で，社会のなかで独立し起業するということはどういうことか，僕は初めて知ることになるのです。

　残念ながら，従兄は2014年の冬に若くして突然亡くなってしまいましたが，僕の覚悟を形作る大切な言葉を残してくれました。なあ，大ちゃん，聞こえるか。あれからも近寄ってくる人間には気をつけているよ。お陰でうまくやってるよ。

開業コンサルタントは親切心から
自分に近づいてくるのではなく，
「ビジネス上の利益が生じる」からこそ，
自分の周辺に近寄ってくるのです。

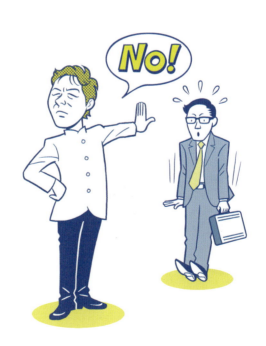

第5回 開業するまでにサバティカル（長期休暇）を「取材，準備期間を十分に」

在宅医療専門クリニックの開業準備
──基盤となる人脈の確保

　開業の準備にあたって「人に任せず自分ですべての手続きをしていく」「向こうから近寄ってくる人間は信用しない」と決めた僕でした。それでも，全く人脈がない状況では何の準備もできません。そこで，「向こうから近寄ってくる人間」ではなく「自分から必要な人に近寄る」ことにしました。

　まず，これから一緒に働く仲間である訪問看護ステーションのヨシダさんに3人の人物を紹介してもらいました。税理士，テナントビルのオーナー，そして設計・建築会社の社長です。すでにヨシダさんと付き合いのある人達ですから，ふっかけたり，騙したりといったことはできるはずがありません。ありがちなこととして「医師はお金を持っている」という前提で，相場より高い値段を

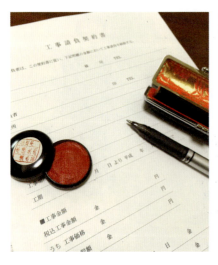

開業に向けて準備を進める

提示されることがあるのですが，ヨシダさんがおおよその値段を把握していたこともあり，その点は安心できました。

　人脈の基礎をなすのは信用です。お三方に会ってみると，それぞれ信用できる人達だと感じました。でも，僕のように社会経験が少ない人間の「信用できる」という直感は，実は危なっかしくて当てにならないのです。すでに社会で地盤を築いていたヨシダさんの手引きがあってこそ，安心・安全に契約をすることができました。

在宅医療専門クリニックの開業準備
　　——テナントビル，資金，改装・設計のこと

　ところで，テナントビルのオーナーに初めてお会いしたときは絶句しました。その方は，以前，患者の家族として僕と向き合っていた方だったのです。不思議な縁を感じるとともに，神戸に移住して10年が経ち，自分もこの地域にしっかり根づいてきたのだと思った瞬間でした。

　さて，そのオーナーの方から，地元の駅前に66平方メートルのテナントを借りることができました。場所は訪問看護ステーションと同じビルの中で新たに立ち上げることになりました。住宅街という場所柄まだ空室もあり，ひっそりとしていたビルの3階でしたが，自分達の小さな根城としては十分な場所でした。

　次にお会いしたのは税理士の方です。この方は訪問看護ステーションの税理を担当している方でした。開業までの資金の相談，そして労務関係の相談から始めました。税理士は，開業にあたりどのような手続きが必要なのかを一つひとつ教えてくれました。特に，どれくらい資金を用意しておけばよいのかを具体的に考えてくれました。しかし，在宅医療専門クリニックの開業については資料がなく，また開業指南本に書かれていることも参考程度にしかならず，どのくらいの資金が必要なのか，当初は見当もつかない状態でした。資金のやりくりについては，第8回で改めて書こうと思います。

最後に設計・建築会社の社長と会いました。テナントの改装について，レントゲンを置くのか，外来はどのような造りにすればよいのか，受付は，事務は，休憩室は……等々。やはり在宅医療専門クリニックをどう設計するか，しばらくは僕も社長も具体的なアイデアをもてないままでした。

よその在宅医療専門クリニックを取材しよう！

　僕は，2012年3月末日をもって，前勤務先の病院を退職しました。その前後から，あちこちのクリニックを取材すること，そして退職後の半年程度は長期休暇（サバティカル）とすることを決心していました。するととても気分が軽くなり，ついでに今までできなかった家族旅行の計画まで立てました。医師になってから15年近く，長い休みはほとんどなく，いつもどこかに拘束されているような生活でした。これほどの解放感を味わったことは，後にも先にも初めてです。持っている携帯電話が鳴ることはなく，明日の予定も自分次第。リセットには十分な期間でした。
　さて，まず神戸市内の在宅医療専門クリニックを3カ所，神戸以外の在宅医療専門クリニックを3カ所取材させてもらいました。それぞれの先生の仕事の仕方，スケジュールの組み方，クリニックの間取り等々——クリニックを見学し，訪問診療に同行して，実際に良かったところ，悪かったところを聞いて勉強しました。
　在宅医療専門クリニックといっても，制度上，外来診療を全く行わない形での開業は認められていなかったため，必ず診察室を用意しなければならないことがわかりました。また，医師が訪問診療に出ている間は，診察室が休眠スペースとなることもわかりました。そこで，僕はそのスペースを職員が食事をする休憩スペースとして，また，来客と会うための応接スペースとして兼用する，というアイデアをもちました。さらには，可動式のパーティションで診察室を囲む構造とし，必要に応じてこれを開ければ狭いクリニックも広く開放的に使えるのでは，と考えました。

在宅医なのに診察室？──保健所とのやりとり

　早速，建築会社の社長にアイデアを伝え，実際の建築材について検討したところ，家庭用の間仕切り，可動式のパーティションを使うことを提案されました。次に，その内装材料のカタログ写真を持って保健所に行きました。診療所やクリニックの開設には，地域を管轄する保健所の認可が必要です。クリニックに構造的な問題はないか，衛生上の問題がないかをチェックしてもらうため，保健所の担当者とも何度か面談しました。

　「診察室の壁は可動式のパーティションでもよいのか」と尋ねると，保健所の担当者は「外からの視線が遮られること，特に待合室から中が見えないこと」が診察室に必要な構造的な条件だと言いました。「それならパーティションは，床から天井までではなく，例えば床から30センチくらい浮いていてもよいのか」と聞いてみると，「好ましくない」との答えでした。古い医院の診察室などは，カーテンで出入り口をふさいでいることもあり，外から足下が見えるのになあ……と思いましたが，「駄目」ではなく「好ましくない」という答えのニュアンスを汲み取りました。

　次に，「視線が遮られていれば，音は丸聞こえでもよいのか」と聞いてみると，「好ましくない」との答えでした。これもまた，待合室，その奥に中待合があるような診察室だと，中の声は丸聞こえで，横の診察室の声が聞こえることもあるのになぁ（医師の怒る声も聞こえたりして）と思いつつも，また「好ましくない」の答えを汲み取りました。

　保健所ではさらに，「診察後に手を洗う場所を設ける」ことと「診療所に置く冷蔵庫に医薬品以外のものを入れてはいけない」ことを指導されました。ですから，一つの冷蔵庫の中に要冷蔵の薬と要冷蔵の食べ物を入れてはいけないのです。お茶のペットボトルの横に，ボルタレン坐薬やら，リンデロン注射のアンプルを入れてはいけないということです。

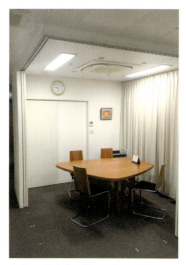 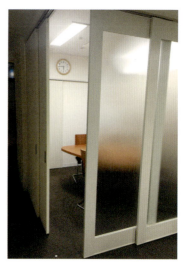

完成した診察室の様子。左が開放時，右が使用時

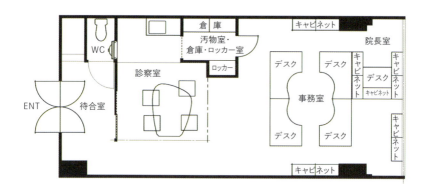

クリニックの間取り（一部省略）

在宅医療における患家訪問スケジュールの工夫

　さて取材では，クリニックの構造だけではなく，スケジュールの組み方も参考になりました。がんの末期患者を受け持ち，丁寧に診察するのであれば，半日に4人が適切な人数なのだとわかりました。また，スケジュールの肝は「移動」にあると理解しました。医師は車で患者の家から家へと移動しますが，移動距離が長いとそれだけでも時間がかかってしまいます。いかに同じ地域の患者を組み合わせてスケジュールを組むかを，どこのクリニックでも工夫していることがわかりました。

　また移動距離が長いと，仕事が雑になりかねないことにも気がつきました。スケジュールどおり回っていても，その地区以外の患者から急に呼び出しがあったときには，長い移動を強いられます。また往診先で必要な物品を持っていなければ，検査や治療の器具をクリニックに取りに帰らなくてはなりません。そうなると移動の時間を嫌ったあげく，中途半端な処置をしてしまう，例えば「時間があればこうするのに……」とか「エコーを持ってきておけば，すぐにわかったのに……」といったことになり，診察・治療の質が下がる可能性のあることがわかりました。

　「開業してからしばらくは，クリニックから5km以内の患者だけに制限したほうがいいよ」というのが先輩達からの助言でした。

　十分な長期休暇（サバティカル）を設定し，自分の目と耳，そして足を使ってあちこちを取材したことで，それまで見えていなかった色々なことがわかってきました。

　一日一緒に患家を回った取材先の医師とは，知らず知らずのうちにそれまでよりもずっと心の距離が近くなります。移動中の車内であれこれ話すのは心を繋げるとても良い時間です。この取材を通して，僕はこれから仕事をしていくうえでの基礎であり宝となる人脈を作ることができたのです。

第6回 広告,宣伝,そしてホームページの作り方「低予算で個人プロデュース」

医院開業の心配事――経営,お金,集客

　医院の開業を決めたとき,一番気になることは何でしょうか。やはり,お金とお客のことだと思います。経営はやっていけるのだろうか。それ以前に,ちゃんとお客つまり患者が来てくれるだろうか。一番気になる不安要素だと思います。

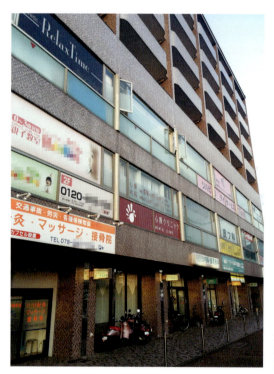

3階の窓の開いている箇所が当院。広告は掲示していない

勤務医が前勤務地の診療圏で開業するのは，その地域への愛着もあるでしょうが，開業してからすぐに患者が来てくれるのでは，という何となくの目処が立つからかもしれません。自分の医院ではできない検査や入院が必要になったときも，以前勤務していた病院になら，あれこれ無理を頼めると考えていることもあるでしょう。
　一方で，患者の側も知っている医師にかかりたいと思うものです。最適な治療を受けたいと思う患者にとって最も大事な情報は「その病院にどのような部門があり，どのような検査機器があるか」ではないのです。むしろ「知っている医師がいる」「近所の人の評判」のほうを重視する傾向があるのではないでしょうか。
　病院の機能は，食べログやミシュランガイドのようにポイントで評価することは無意味です。なぜなら，自分にとって最適な治療が受けられる病院はどこなのか，自分にとって最高の関係を作れる医師はどこにいるのかといった情報はポイントで表すことはできないからです。

患者は口コミで病院を選ぶ

　どんな病院であっても，地元での評判というのは大抵悪くなるものです。僕も開業してから，患者や家族に「あそこの病院だけは紹介しないでほしい」などと言われるのでよくよく聞いてみると，家族がその病院で亡くなっていたり，近所の人が治療でうまくいかなかったと聞いたという理由だったりします。
　しかし病院というところは，完治して良かったと感謝されるよりも，うまくいかなかった，長い間病気と付き合うことになった，と思われるほうが多いのではないでしょうか。治らない病気であっても長く診察を続けてくれる病院や，看取りまで診てくれる病院の評判がかえって悪くなるという皮肉なこともあるのです。このように，客観的な情報よりも，自分自身，そして知人の体験談が大きく自分の考えを左右する現象をavailability bias（可用性バイアス）といいます。

紹介での来院が多い，在宅緩和ケアの患者

　さて緩和ケアの医院を開業するにあたっては，患者の集め方をよく考える必要がありました。患者や家族が自ら情報を得て「在宅療養したい」と医院に来ることもほとんどないだろうと予想していました。実際に開業してからも在宅医療，往診，緩和ケアが必要な患者というのは自分から医院に来ることはまずありません。

　振り返ってみると，ホスピスで働いていた10年間でも，「私はホスピスで最期の時を過ごしたい」と自ら望んで来る患者はほとんどいませんでした。多くは，診療を受けている病院から，入院中に「これ以上の入院はできないので転院してほしい」とか，外来通院中に「ここは急に入院できる病院ではないので，困ったときに備えてホスピスを紹介しておきます」などと言われて，渋々面談に来る人達でした。ですから，開業してからもその傾向は変わらないだろうと予想していたのです。

自己プロデュースは人脈作り

　では，紹介元の病院はどのような医院を紹介することが多いのでしょうか。先ほどのavailability biasを考慮すると，それは「顔見知り」の医院だと考えられます。実績や業績ではなく，「顔見知りで頼みやすい医師」であることがより重視されるのです。

　そこで，僕が心掛けたことは自己プロデュースです。さまざまな勉強会，研究会に参加できる限りそこに来た人達に話しかけること，紹介元病院の悪口を言わないこと，「こうだったらもっと良かったのに」と思っても言わないこと，「こんなときはこんな薬を使うとよいですよ」と頼まれてもいないのに指導をしないこと，一人ひとりの患者を大切にし，紹介してくれた医師に丁寧に患者の様子を伝えること（家での患者の姿を写真に撮って送ることもあります）に努めました。

また開業後は，自分の診療している患者が入院したら必ず見舞いに行き，病棟の看護師や医師から話を聞くこと，退院前に必ず患者に会いに行くこと，病院の医師との退院前カンファレンス［退院時共同指導料1（在宅療養支援診療所）］を積極的に行うことを肝に銘じています。

　要するに自己プロデュースというのは，自分自身での人脈作りです。患者とその家族を共有して，医療情報，治療情報を越えた自分の思い，感情を伝え合って初めて人脈ができるのだと思います。自分の足を使ってできるだけ自己プロデュースをする，つまり低予算でお金をかけず人脈を作るのです。

医院の宣伝，広告をどうする？

　開業するときには，宣伝，広告をどうするかにも頭を悩ませると思います。看板，折り込みチラシ，標示については，医療法第6条の5「医業に関する広告の制限」により，医院名，診療科目，電話番号と所在地，診療時間，設備といった広告してもよい内容が明確に定められています。「いつもニコニコ診療します」とか「日本一の診断能力」とか「黙って座ればぴたりと治る」とか書いては駄目なのです。

　僕は開業にあたって，広告，宣伝費を極限までゼロに近づける挑戦をしました。患者はすべて紹介，自分の足で培った人脈と，口コミで来てくれる患者，そして共働する訪問看護ステーションが医師を必要とすれば主治医になること，と集患方法を割り切りました。まさに「小商い」です。一切看板を出さず，少数の患者を大切に診療するやり方です。

「できるだけ患者が来ない広告」を考える

また訪問診療，往診を中心にすれば，医師が医院にいないことが多くなります。不在中に外来患者が来てしまい，どうして診察してもらえないのかと言われてしまっては大変です[注]。ですから僕の場合は，「できるだけ患者が来ない広告」を考える必要がありました。

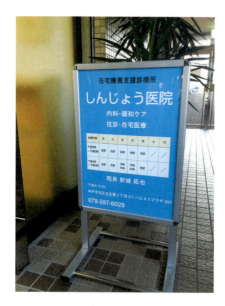

看板は医院の前にある一点のみ

そこで，医院はテナントの3階とし，開業にあたって義務づけられている医院名，診療科目，診療時間の標示は，アドビのイラストレーターで自分で作り，大判印刷をインターネットで注文し，喫茶店で使う立て看板を購入して，医院の前にひっそりと置きました。目立たないように。さらに，これ以外の看板は一切なしとしました。「広告を町の新聞に載せませんか」とか「駅の看板に」と勧誘が来ましたがすべてお断りしました。

とはいえ，自分の医院が何をしているところで，何を目指しているのかはしっかりと皆さんにお伝えしなくてはなりません。そこで，今ではやや古めのソフトとなりましたが，MacのiWebでホームページを作りました。写真はロイヤリ

ティーフリーの写真を使いました。

　ホームページ作りは多くの医師にとって悩みの種で，ついつい製作会社に頼んでしまうと思います。しかし100万円近くのお金をかけても，さほどデザインの優れたものではなく，何というか当たり障りのないデザインであることがほとんどです。

　また，製作会社に依頼した際の最も面倒な問題は，内容を更新するときにいちいち製作会社経由にしなくてはならないこと，新しいページを一つ作るにも別料金を請求されることです。しかし，お金で済むならまだいいほうです。運が悪いと，細々と運営しているベンチャー系の製作会社がつぶれてしまうこともあります。跡地となったホームページをまた新たな製作会社に引き取ってもらうと，さらに料金がかかるという無間地獄に陥ります。

注）開業した当時は，外来診療をしない診療所の開業は認められていなかったことから，当院は保健所，地方厚生局の「患者のフリーアクセスを確保すべし」との指導で，9時~9時半のみを診療時間として申請しました。その診療時間に医師は診療所にいなくてはならない，つまり診療時間内に往診・訪問診療を行ってはならない，というのが当時の厚生局の見解でした。

自作のホームページ

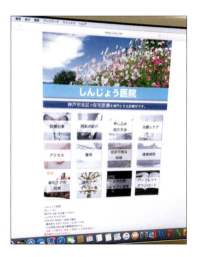

しんじょう医院ホームページ
http://www.shinjo-clinic.com/

患者，家族，医療者，そして遺族へ
――医院のホームページで誰に何を伝えるか

　医療以外のあらゆることを人に任せるというのももちろん開業の仕方の一つです。しかしここまで書いてきたように，僕はできる限り自分の力でやることが大事だと考えます。

　ホームページを作るにしても，誰に向けてPRするのかをよく考えなくてはなりません。例えば僕は，こんなことを想像しながらホームページを作りました。もしも○○大学病院，△△市民病院から患者，家族が僕の医院を紹介されたとき，どんな情報が必要なんだろうか，と。「ああ，なるほど。自分達が紹介された医師はこんな顔で，こんなことを考えているんだ」とわかるような作り方をしました。読んだ人に嫌みにならないよう，あまり著作や新聞掲載記事，論文をひけらかすようなことはやめました。

　また，僕は看取りを大事にする医院を作ろうと決めていましたので，遺族となった方々にとって僕のホームページが何かしら癒やしになってくれたらと考えていました。「あの先生は今でもがんばっているんだな」，と思ってもらえるように心がけました。

　自分が診療し，看取った患者の遺族がホームページにアクセスしたとして，どんなメッセージを伝えたいだろうか」ということを一番大切にしたのです。

医療以外のあらゆることを
人に任せるというのも開業の仕方の一つです。
しかし，僕はできる限り自分の力でやることが
大事だと考えます。

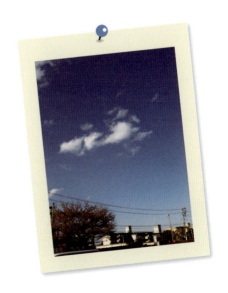

第7回 診察室のテーブル「患者との向き合い方」

クリニックの診察室に不思議なテーブルを置こう！

　開業の準備が進み，僕の心は躍っていました。自分なりのスタイルが形になっていくのは，開業の準備のなかでも最高の喜びでした。気に入ったアイテムを自分の医院に揃えていくのは，小さな頃に秘密基地を作ったのと同じような楽しさがあります。一つのアイテムから，色々とイメージが膨らんでいくのです。その一つが診察室のテーブルでした。

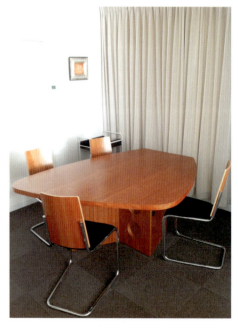

不思議な形のテーブルが
さまざまな効果を生み出す

以前から，神戸の家具店に展示してある不思議な形のダイニングテーブルに心惹かれていました。しかし，自宅に納めるには場所を取りすぎるため諦めていたものでした。開業を決めた後，必要な家具を揃えるために家具店へ行ったとき，このテーブルが目に入りました。そのときまでは，ありきたりな診察室の風景を想定していた僕でしたが，このテーブルを診察室の中心に据えたらどうなるだろうと，実物を前に一気に想像が広がったのです。

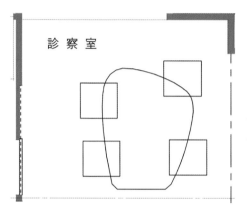

診察室の図面。テーブルを
上から見るとこんな形をしている

　この不思議な形の意図は，4人掛けのテーブルで視線の交わり方にバリエーションができることだ，と店員が説明してくれました。一般的な長方形のテーブルでは，それぞれの視線は平行か直交に交わります。しかし，このテーブルでは斜めであったり，正面であったり様々なのです。また横に並んだときも，不思議な角度が生まれます。この視線の交わりが，診察や面接に効果的に使えるのではないかと考えたのです。

相づち500種類——名医のコミュニケーション術

　僕は，ホスピスで働いていたときから，診察や面接を通じての患者，家族との対話（コミュニケーション）を一番大切にしていました。医学の父である古代ギリシャのヒポクラテスの言葉とされているものに，「医師には三つの武器がある。第一に言葉，第二に薬草，第三にメスである」があります。
　僕にとって，診察や面接はこの「言葉」を使う大切な場面です。外科医の手術，内科医の検査の時間に匹敵するくらいの治療（インターベンション）だと思っています。きちんと時間を区切り，患者や家族にとって必要な情報を与えるだけではなく，彼らの感情を治療する大切な機会として，その時間をうまく支配しながら仕事をしてきました。
　名医と呼ばれる人達は言葉を巧みに操るだけではなく，言外での使い方もまた巧みです。間の取り方，視線の使い方，表情，相づち，ボディータッチ，さまざまな巧みさを備えています。よく言われるバーバルコミュニケーションとノンバーバルコミュニケーションのことです。
　この相づちについて，僕の尊敬する中井久夫先生は『こんなとき私はどうしてきたか』（医学書院，2007）の中で，こんなことを書いています。「あいづちは20～30はもっていることですね。（中略）……調子で気持ちを表すんです。『ほお！』と言うのと，『ほぉーっ』と言うのと，『ほぉ？』というのとぜんぶ違いますよね。これは大事です」
　また，真偽のほどは定かではありませんが，聞いた話によると神田橋條治先生は500種類もの相づちをもっているとか。このように，言葉のようで言葉でない相づちさえも治療に駆使していく治療スタイルを，僕は醸成していきたいと考えています。診察の流儀や作法，家族の面接の介入的意義に自覚的でいたいということです。

自分が座る位置で，患者・家族との距離感を変える

　以前に働いていたホスピスでは，話の内容により自分の座る場所を変化させたいと思っても，面接室もダイニングルームもテーブルは正方形か長方形のものばかりでした。それでも真正面に座るか，ソファーで横に並んで話をするか，90度の位置になるように腰掛けるか，視線の運び方，話しかけ方も加味しつつ，意識的に使い分けていました。

　まだ親密ではない初対面の家族には距離をおいて真正面に，認知機能が少し落ち，耳の遠いお年寄りには真横に座り，耳元でゆっくり話すようにしました。また僕の仕事柄，これから患者は亡くなるのだという話になることもあり，家族が話を聞きながら涙することも度々です。そんなときは，90度の位置に自分が座っているほうが，視線が交わらずよいと思っていました。そして，そっと涙を拭くためのティッシュを渡していました。

　患者と話すときは，真横に座り，時には背中をさすったり，ぽんと肩の辺りを叩いたりすることで，自分の感情を伝えることができます。また精神的に落ち込んでいる患者や，認知機能が落ちている患者にとって，大きな声や逃げられない視線は害となります。真横に座り，「大変な思いをしているよね」と語りかけてから，色々と話していくのがよいと思っています。

　このように相手や話題に合わせて，診療や面接をするのに，この不整形のテーブルはぴったりだったのです。やや高価なものでしたが，結婚式前と開業前はゼロの感覚が一つ狂うものです。1,000円は100円に，10万円は1万円に感じてしまいます。即決して購入しました。

在宅医の僕が白衣を着続ける理由

　また，僕の診察のスタイルにもこのテーブルはフィットしていました。僕は勤務医時代から紙カルテ・電子カルテにかかわらず，患者と話している間は，筆記したり，キーボードを叩いたりしたくないと考えていました。そのため，時間はかかるのですが，メモ帳やノートに鉛筆でバイタルサインやそのときの話を書き留めて，患者の診察を終えた後で電子カルテに記入していました。開業してからも，患者の家で電子カルテを開くことは一切ありません。診察の流れと情報のやりとり，電子カルテの活用については第11回で詳しく書いています。

　このテーブルで外来患者を診察するときには，自分が席を立って患者の側に移動するか，椅子ごと移動して診察しています。僕は身体診察を大切にしています。患者の脈をとり，舌を見て，聴診器を当て，自分で血圧を測定します。そのような毎回の儀式的な診察も，「言外の言葉」を使った大切な医師の武器です。診断のためだけではなく，患者に近づき，触れながら，自分が感じることを見つめ，そして心音や呼吸音に耳を澄ますことで，患者に「あなたの身体に私は深く注意を払っています」ということを伝えます。それが医師と患者の信頼関係と治療関係を構築していくのだと考えています。

　その診察という治療行為にさらに力を加えるために僕は白衣を着続けています。患者と対面するとき，僕は私的な僕ではありません。医師という公的な自分として相手と対面しています。僕は白衣を着て儀式的な振る舞いをすることで，不十分な自分という存在，知識，技能を最大限発揮してもまだ届かない「治療の力」を得ることができるのではないかと考えているのです。

不整形テーブルが大活躍――診察からテーブル会計まで

　そして，自分のもう一つの新しいスタイルとして，診察室から自分が先に席を立つというやり方を採り入れました。以前ある病院を取材したとき，人気のあるカリスマ院長は，数多くの患者を効率よく診察するために，二つの診察室を行き来していました。一方の診察室で患者の診察を終え，カルテを入力するとすぐに隣の診察室へ移動します。すると，すでに患者が待っていて，診察を始めるのです。それを繰り返していました。患者の更衣や出入りのわずかな時間も節約する涙ぐましい努力でした。

　僕の医院は，決して患者数は多くないのですが，「往診する」という普段の診療のスタイルを外来にも採り入れることにしました。往診は，僕が患者の家へ行き，診察が終われば家から出て行きます。患者はその場所に留まります。この「私の診療所にあなたが来ている」のではなく，「あなたの診察に私が行っている」という関係を医院でも試してみたのです。

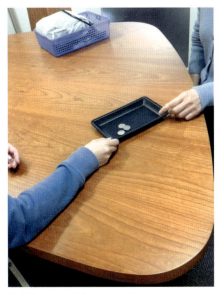

診察後は，そのままテーブル会計

今は，外来の患者は予約時間になると受付の事務員に案内されて，診察室に入り，不整形のテーブルの自分が気に入った椅子に座ります。患者によって座る椅子が違うのが面白いところです。患者の座った位置を見てから，僕が座る位置を決めて診察を始めます。対面か横か斜めかは，その患者との関係によって決めています。

　診察は，ノートと鉛筆。そして電子カルテをちらっとみるためだけのiPhoneを脇に置いています。電子カルテの画面を凝視して患者を見ないといった，失礼かつ自ら治療の武器を放棄するようなことは決してしません。そして，診察を終えると，「ではまた次回に続きを話しましょう」と僕が先に席を立ちます。そして，診察室の外のデスクに座り，その日の記録を入力します。患者は診察室に残り，事務員が会計のために診察室に入ります。要するにテーブル会計です。こうすることで，受付窓口と待合室の省スペース化に成功しました。

**　自分の診療スタイルと流儀，作法を最大限に発揮し，また狭いスペースを有効に使うことができたこの不整形のテーブルに，これほど医学的価値があることを発見したのは恐らく自分が初めてだと思います。**

　しかし，この価値と治療効果については全く測定不能で恐らく自分だけが満足していることなのでしょう。こういうことを人は道楽と呼ぶかもしれません。願わくは，この道楽が皆様に伝わりますように。

「私の診療所にあなたが来ている」のではなく，「あなたの診察に私が行っている」という関係を医院でも試してみたのです。

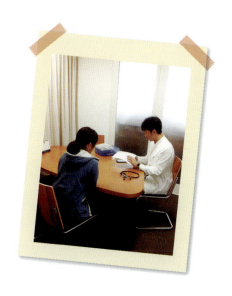

第8回 気になるお金の話「在宅医療専門クリニック格安開業の内情」

在宅医療専門クリニックの格安開業
——予算1,000万円を目指す

　開業するにあたって誰しもが一番心配なのは，お金のことだと思います。僕もそうでした。本やネットで調べてみると，多くの場合，内科クリニックの開業では5,000万円を超えるお金が必要と書いてあります。

　特に内科では，レントゲンや内視鏡などの医療機器を用意することもあるため高額となりがちです。一方で，高額な機器が必要ない皮膚科や心療内科では，1,500～2,000万円といわれています。概ね，予算の半分は建物，残りは医療機器，事務用品です。

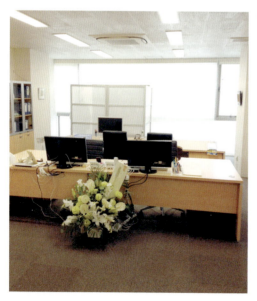

いよいよ開業直前です

では，在宅医療専門クリニックではどれくらいの予算が必要なのかと調べてみましたが，これがなかなかわかりません。そこで，当初考えていたように，「小商い」を実現するやり方で予算を立ててみました。それほど広くない場所に，大掛かりな内装工事をせず，高い医療機器を導入せず，PCはすべて手持ちのもので，と計算していきました。必要な物品を書き出しながら電卓を叩いていくうちに，いっそ世の常識を打ち破り，目標1,000万円で開業できないかと考え始めたのです。

内装工事は建材費の出費を抑え，備品類は通販で購入

● 内装工事

まず，医院の内装工事は第5回にも書いたとおり，訪問看護ステーションのヨシダさんから紹介してもらった建築会社に依頼しました。建材にかかる予算をできるだけ抑え，診察室のパーティション，トイレなども値引き率の高いもので，かつ快適なレベルのものを吟味しました（**総額396万円**）。

● 備　品

事務机，診察室以外の室内のパーティション，家具はすべてアスクルで注文し，比較的安価ななかから風合いのよいものを選びました（**総額80万円**）。また電話機，シュレッダー，プリンタ，看板，白衣，その他の細々とした備品は，ほとんどをAmazonなどの通販で購入しました（**総額40万円**）。

● 医療機器

医療機器としては，携帯型のエコー（**95万円**）と，持続皮下注射のポンプ（**40万円**）が単価の高いものでした。あとは必要最小限の注射針，点滴用具，点滴ルートを揃えました。医療用麻薬を保管するための金庫はどこで買ったらよいものかと案じていましたが，Amazonで「麻薬金庫」と検索してみると，格安で入手できることがわかりました（**1.5万円**）。麻薬金庫は盗難防止のためキャビネットに固定しなくてはなりませんので，建築会社の方にお願いして直接ネジで固定してもらいました。

在宅酸素，検体検査の委託など，医療関連業者との契約

　同じ神戸市内で，在宅医療専門クリニックを1年早く開業したゴシマ先生が，何が必要か，また医療機器の問屋から有利に購入する方法などを助言してくださいました。

●在宅酸素
　例えば，在宅酸素を扱う業者との契約も，ゴシマ先生の助言で有利な契約が結べました。在宅酸素は数社ありますが，価格設定がそれぞれ異なります。しかし，保険診療（診療報酬）の点数は決まっているため，その差額がクリニックの収入として確保される仕組みになっているのです。

　新規開業にもかかわらず，すでにゴシマ先生と契約している会社の方々は，ほぼ同程度の金額の契約書を持って医院に来てくれました。ゴシマ先生は名古屋育ちの僕が苦手とする「値切り」を1年前に済ませていました。お陰で僕は「値切り」後の金額で契約ができたというわけです。

　僕は，開業前からゴシマ先生のところで働き，今も週に一度手伝いに行っています。研究会や宴会でのお付き合いで仲がよいだけでは，ゴシマ先生もご自身の人脈や，苦労して得たノウハウを，僕に分けてくれることはなかったと思います。ともに仕事をする，つまり「同じ釜の飯を食う」関係だからこそ，力を貸してくれたのだと思っています。

●検体検査の委託
　さらに，血液や尿，細胞の検査を依頼する検体検査の委託会社とも，有利な契約ができました。検査会社には，結果を紙でもらうのではなく，電子カルテに結果を入力してもらうよう依頼する必要がありました。そうすれば，病院にいた頃と同じように，検査結果を電子カルテ上で見ることができます。同じ電子カルテを使うゴシマ先生とは情報を共有できるだけでなく，このようなシステムの細かな構築についても共有することができました。

一緒に仕事をしていくうえで大切なこと
——ヒトに関心があるかどうか

　当初，業者との関係は，契約金額のことと自分の診療に有利かどうかが一番の関心事でした。しかし，やがて大切なのはそれだけではないことに気付きました。契約書を持ってくるまでのプロセスや，面談したときのやりとりで，これからも一緒にうまく仕事がやっていけるかどうかが，わかるようになってきたのです。依頼の返答が迅速で的確な業者は，やはり開業後も仕事が的確です。

　また，例えば在宅酸素の業者は，医療機器の問屋や検査会社と違い，患者やその家族と直接対面します。ただ機械を納入しメンテナンスするだけではなく，患者の様子や，家族がふと呟いた心配事を気に留め，きちんと僕に報告してくれる方がいらっしゃいました。やはり，「カネ」「モノ」ではなく「ヒト」に関心がある方と組みたいとつくづく思う出来事でした。

往診車の購入と「駐車禁止除外指定車標章」の発行

　さて，開業にあたってはさらにお金が必要です。まず車は，往診時に家の前に停めても目立ちにくいトヨタのアクアを選びました（**228万円**）。大型の車は細い道には入れませんし，路上駐車にも困ります。路上駐車するには，警察署を通じて公安委員会の許可を取ることが必要です。しかし，「駐車禁止除外指定車標章」を車に提示していてもどこにでも駐車できるわけではなく，例えば道幅3.5メートルが残らなければ駐車違反になってしまいます。その他，路肩に関する交通ルールなども熟知しておかなくてはなりません。

　なお，介護事業所で働く訪問看護師なども「駐車禁止除外指定車標章」を取得できますが，医師よりも区分が細かく，取得も大変です。例えば神戸市では，診療所の場合は市単位で有効期間1年で発行してもらえますが，介護事業所では区単位で有効期間6カ月でしか発行してもらえません。さらに介

護事業所の場合，許可を申請した際に，訪問者のリストを提出せよ，何人以上いなければ許可しない等々，明文化されていない地域のルールにも左右されます。

電子カルテ，そして忘れてはならない医師会の入会金

●電子カルテ，PC，ディスプレイ

次に電子カルテ関連です。僕は開業前から，神戸市内で在宅緩和ケアに熱心な先生方とグループを作っており，同じセコム社の電子カルテを使おうと話し合っていました。そのため，各社を吟味することはできず，その分費用は掛かりました（**導入に225万円，月々10万円**）。

PCは自分のお古と，僕の妹のお古を修理して使うことにしました。電子カルテはWindowsのInternet Explorerで動作するものです。僕は使い慣れたMacを仕事で使うことにしていたので，Parallels Desktopというアプリケーションを利用して，MacでもWindowsが動作するようにしました。ディスプレイは目が疲れない，画面がぎらぎらしないノングレア液晶の23インチモニタ（EIZO）を選びました。

●医師会の入会金

ここまでなら1,100万円くらいですので，目標より100万円くらいオーバーしたとはいえ，格安開業！と胸を張って自慢できたのですが，もう一つ大切なものがあります。それは医師会の入会金です。医師会に入るとどんな得があるのかと，開業予定の医師は考えてしまうのですが，僕の場合は，勤務医時代から医師会に所属する開業医の先生方と親交があったことから選択の余地はなく，入会することとなりました。

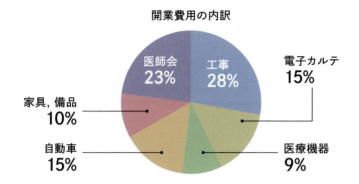

　医師会の事務所に行き入会金を見せてもらうと，神戸市の場合は，区医師会，市医師会，県医師会とそれぞれ個別に入会金が掛かることがわかりました（**総額336万円**）。ちなみに年会費の総額は，区医師会，市医師会，県医師会，日本医師会に**計48万円**です。

開業初期の運転資金を考慮して，借入金1,500万円を決心

　ここまでの費用をすべて現金で用意することもできましたが，僕は1,500万円の借金をすることにしました。なぜなら，開業してから2カ月は保険収入が得られないからです（保険請求してから入金されるのは2カ月後。例えば8月分の請求分が振り込まれるのは10月末）。
　そのあいだ，人件費，経費を持ち出す必要がありましたし，月々どのくらいのお金の出入りがあるかも当初はわかりませんでした。また自宅のローン，教育費と我が家はお金がかかりすぎていました。預金残高が底をつくよりも，借金をしようと決心したのです。この程度の借金なら，うまくいけば数年で返済できるだろうという目算もありました。
　銀行とは，どこともお付き合いがなかったので，たまたま目にとまった日本政策金融公庫に融資を相談してみました。提出用の事業計画書をまとめてい

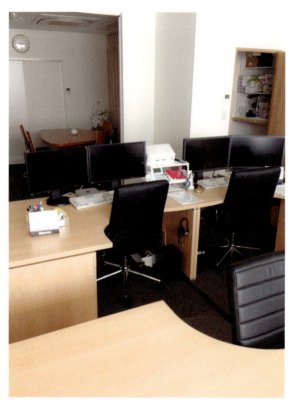
すっきりと機能的な内装

　る頃，名古屋の実家に帰省する機会がありました。両親にこの話をしたところ，父親ではなく財力のある母親が「私がお金を貸してあげよう」と思いがけず融資を申し出てくれたのです。しかし，40歳も過ぎてから親のすねをかじるのも悔しいので，きちんと税理士に相談し，金銭消費貸借契約書を交わし利息を1.9％としたうえで，5年間返済することにしました。現在も踏み倒すことなく，月々返済を続けています。
　また開業した年は，確定申告で収支が大幅にマイナスとなるため，税金は納めるどころか返ってくることもわかりました。

最初の年度をどうにか切り抜けていく見通しがつき，総額ほぼ1,500万円で開業できることとなりました。こうして，医療機器をずらりと揃えた一般的なクリニックの開業よりはずっと格安開業とすることができたのです。

　内装ができあがり，クリニックというよりもソフトウエア開発会社のようにすっきり機能的な出来映えをみて，型破りな職場環境になったことにも非常に満足しました。

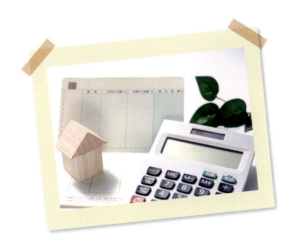

事務職員の雇い方「三人のバランス」「一人倒れても大丈夫な職場作り」

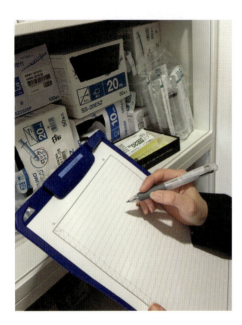

医院の物品，在庫管理をするスズキさん

人を雇うことの難しさ

　僕が開業を敬遠していた理由の一つに，自分の仕事のために人を雇うことを想像できなかったことがあります。父は開業医で，昔から看護師や事務員の雇用にとても苦労していました。一度雇用しても色々なトラブルが起こり，そのたびに悩んでいる様子を見て，ああ開業医というのはなんと大変なのだろうと子供心に感じていました。

　第14回で改めて書こうと思いますが，勤務医として働いている頃から，看護師といった専門職を雇用し，その雇用関係を維持するのは大変なことだと感じていました。そして，事務職員にも専門職とはまた違った種類の大変さがあると感じていました。

　それでも，その病院と地域とを支えているという誇り高い意識をもつ事務

職員の方には，学ぶところが多くありました。「あの，先生，ここなのですが……」と謙虚に話しかけながらも，病院の収益が最大化するよう，書類の不備が訂正されるよう，部署の調和が乱れないよう，うるさい専門職を見事に操縦しつつ，人心をつかむことに秀でた方々に病院の中で多く出会いました。

専門職を雇用せず，事務職員のみを雇用するという選択

　僕は，開業するにあたって，看護師，リハビリのセラピストなどの専門職の方を雇用するのは一旦保留し，訪問看護ステーションに任せることができる幸運を得ました。そのため，自分の医院には，事務職員のみ雇用することにしました。

　開業準備を進めながら，事務職員をどうしたらよいか悩んでいたとき，すぐにミズカミさんのことが頭に浮かびました。僕は，開業にあたって前勤務先の病院から看護師や事務職員の「引き抜き」をしないと決めていました。もちろん，一緒に働きたいと思う方々もいらっしゃいましたが，それまでに開業した先達が，重要なポストに就いた看護師を引き抜いていく状況に好感をもてなかったのがその理由です。

　ある秋の夜，焼き鳥を食べながら，それまで全く医療関係の仕事に就いたことがないミズカミさんに，開業すること，できるなら事務職員として自分の仕事を支えて欲しいとまさに「告白」をしました。ほどなくしてミズカミさんは，この新しい計画に加わることを承諾してくれました。

　さて，僕がなぜ医療関係の仕事に未経験だったミズカミさんを誘ったのかを書かなくてはなりません。実はミズカミさんは，僕が働いていたホスピスでお父様を亡くされたご遺族でした。お父様はとても気さくで話しやすい，お喋りの好きな方でした。外来でも，そしてホスピスの2回の入院でも，いつも知らず知らずのうちに長い時間お喋りをしてしまう，そんな魅力的な方でした。そして，患者であったお父様も家族も，外来診療のときから僕に大きな信頼を寄せてくださっていました。

優れた校閲者から,優れた事務職員へ

　良い治療というのは,患者,家族,医師の三者が一致した信頼を交わし合うことで成立すると考えます。これは相性ともいえるもので,「○○先生の患者らしい人」とか,「○○なタイプの人とは話しやすい」といった経験は,誰しもあるものだと思います。

　相性がよく,さらに信頼が三者に等しく成立したとき,治療の力は最大化します。当然,治療もうまくいきますし,たとえうまくいかないことがあっても,ちゃんとやり直すことができます。選ぶ薬,選ぶ治療,止める薬,話す言葉,そのすべてが,不思議なくらいフィットするのです。そんなおかしな確率変動によって,何もかもがうまく流れていく時間が来るのです。

　ミズカミさんのお父様との出会いはまさにそんな風な,三者の信頼が揃った良い出会いでした。しかし,ホスピスでは必ず別れの日が来ます。お父様を看取り,見送ったのち,しばらく経ってから改めてミズカミさんとご家族がホスピスに来てくださいました。そして,以降の経過や報告をしてくださるようになったのです。

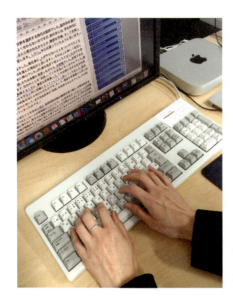

本書の原稿を校正中のミズカミさん
(コラムの原稿。ちなみにキーボードは
東プレREALFORCE 108U)

ミズカミさんはある日「先生のブログは今でも読んでいます。ただ……」と話し始めました。「ただ，日本語を手直ししたら，もっと良くなると思うんです」とおっしゃいました。このときから，ブログ，原稿はすべて校閲してもらうようになりました（一緒に働くようになるまでは，ミズカミさんの厚意により無償でお願いしていました）。

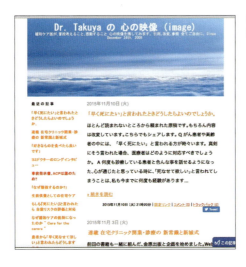

筆者の個人ブログもミズカミさんの校正後にアップされている

　村上春樹はその著書の中で，まずご自身の奥様に原稿を読んでもらい，批判されたところは書き直す。書き直すとほとんどの場合は改良されると記していました（『職業としての小説家』，スイッチパブリッシング，2015年）。僕も，信頼するミズカミさんに原稿を直してもらうと，読み手が誤解なく読めるだけではなく，原稿のレベルが一つ上がったような気がするのです（もちろん，今も毎回すべての原稿を最初にチェックしてもらっています）。

筆者のブログ「Dr. Takuyaの心の映像（image）」
http://drpolan.cocolog-nifty.com/blog/

医療に限らない話ですが，刻一刻と状況が変化する仕事で，連絡・報告といったレスポンスが遅いことは致命的です。昨日までOKだったことが，今日駄目になることも度々です。
　脳卒中や心臓疾患の急性期，集中治療のPresto（急速）な世界に比べれば，緩和ケアの分野はまだのんびりしていますが，他の分野よりもどちらかというとテンポは速めでAllegro（速く）です。治療の変更も，本人，家族への説明もスピードが必要です〔ちなみに個人的な意見ですが，糖尿病，認知症はAndante（歩くような速さで），神経難病はAdagio（ゆるやかに）といった感じでしょうか〕。レスポンスの良さとコメントの的確さ，仕事の確実さについてミズカミさんは抜群でした。そういったわけで，事務職員という新たなチャレンジにお誘いしたのです。

もう一人の事務職員探し「三人のバランス」

　しかし僕は，僕とミズカミさんの二人だけではなく三人，つまりもう一人の事務職員を探そうと思いました。それは，大きな病院を経営しているケンゾウ叔父の一言によります。叔父は，法事の場で何かの話のついでに「何事も三人というバランスが一番仕事にはよいんですよ。二人では少なく，四人では多い」と僕に向かって語りました。なぜか心に残る一言でした。
　二人なら，一人辞めたら仕事が止まる，そして喧嘩になったら終わり。四人なら，派閥ができ内輪もめする。そして，僕も含めて生身の人間は時に倒れます。一人が倒れても大丈夫な職場づくりをするには，三人が最低限必要な人数です。一人が急に休んでもきちんと職場が回るようにしようと考えました。
　そして，もう一人の事務職員を探しつつ，ある日訪問看護ステーションのハラダさんと珈琲を飲んでいたときのことです。僕がふと「在宅医療，往診には車が不可欠。僕は運転が大嫌いだし，車に強い方知らない？」と尋ねました。すると，ハラダさんが，妹のスズキさんが車の整備士だったこと，保険会社

に勤めていたことを教えてくれたのです。

　自分のバランスが良いときに出てくるふとした話は，大抵うまくいくというのが僕の経験知です。早速，スズキさんに会わせてもらい，すぐにこの方なら大丈夫と直感しました。そして，その直感は間もなく，兵庫県初のホスピスカーの誕生という，大きな成果として実現するのです。

連携医院での修行体験が，開業後の人脈につながる

　しかし，ミズカミさんもスズキさんも，医療事務の経験は全くありませんでした。ましてや僕もまるでわかりません。毎日の会計，レセプトの作成といわれても手も足も出ない状況でした。そこで，僕が開業準備のためサバティカルをとり，あちこちのクリニックや取材旅行に行っている間，二人には医療事務の

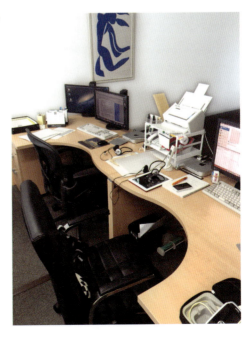

二人の事務員のコクピット

専門学校に通って，医療事務と医師事務作業補助の勉強をしてもらうことにしたのです。

　この勉強は，二人にとっては業務の一環です。他人の時間を僕のために費やす以上は必ず対価が必要です。その授業費は当然僕が支払いました。さらに，神戸市内の在宅医療，緩和ケア，往診を中心に活動するクリニックに見学に行く際，ミズカミさんもスズキさんも一緒に行き，僕は医師に同行し，彼女たちは事務員に張り付き，仕事を手ほどきしてもらったのです。

　そのときに生まれた医師同士の人脈は，この後，留守を任せるオンコールと「機能を強化した在宅療養支援診療所」の連携へと発展しました。また事務員同士の人脈は，電子カルテの操作方法，レセプト，医療保険に関する疑問などを聞き合える事務連合へと発展していったのです。

　事務員は，医療事務の経験はあるが全く知らない方を公募して雇用するよりも，自分の知っている信頼できる人に，医療事務の経験を身につけてもらうほうがずっと良い仕事ができる，と僕は思います。最初はうまくいかないこと，不安なことがあっても，医師である自分が，事務員のスキルや経験に頼りすぎることなく，周囲の助けを借りながら一緒に成長すればよいのです。それに，経験がある方は「前の職場ではこうでした」となかなか自院独自のスタイルを作り出せないことがあるかもしれません。

　開業医院として三人とも全くゼロからのスタート。何の経験もないけれども，全く悪い癖のついていない三人でした。新しいことにチャレンジするには丁度よい。こうして，僕たちは開業の日を迎えることとなったのです。

医療事務の経験はあるが全く知らない方を
事務員として雇用するよりも，
自分の知っている信頼できる人に，
医療事務の経験を身につけてもらうほうが
ずっと良い仕事ができる，と僕は思います。

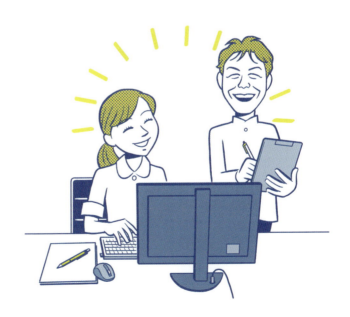

第10回 書体と名刺。そして親子の物語

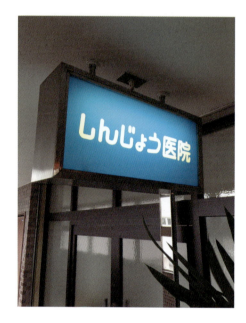

医院の看板。独特の「しんじょう」の書体は父の医院から引き継いだもの

　開業前の準備についてここまで色々と書いてきました。さて，いよいよ，開業後の工夫や実際の業務の流れについて書いていきたいと思っています。ですがその前に，箸休め代わりに，書体と名刺にまつわる話をしようと思います。

　今，僕の目の前には，開業すると話したときに父から渡された一枚の名刺があります。表には，父が開業医として働く「しんじょう皮膚科胃腸科」の文字が書かれています。この「しんじょう」の書体は独特です。僕が小学校3年のときに父が自宅兼クリニックを建ててから，毎日のように目にしていた看板の文字ですから馴染み深いものです。そして今，僕は自分の「しんじょう医院」の「しんじょう」に，この馴染みのある書体を引き継いでいます。

新城家のルーツと，名古屋で過ごした幼少期〜大学卒業まで

　僕は広島で生まれ，すぐに名古屋に引っ越しました。両親は学生結婚で，二人が卒業する前に僕が産まれてしまいました。両親は卒業前に育児を始めることになり，とても苦労したと思いますが，こればかりは産まれた僕の責任ではなく，作った二人の責任です。僕が気を回しても仕方ない。

　そして，父は名古屋で医師の修行を始め，その後，開業しました。僕の家は代々医師の家系で，父の郷里は沖縄の宮古島です。そう，「新城」は沖縄ネームなのです。祖父は沖縄や台湾で医師をしていましたが，父の代からは親戚を含めて名古屋周辺に仕事と生活の場所を移していました。

　僕も名古屋で育ち，東海中学，高校を卒業した後に，名古屋市立大学の医学部に入学しました。名古屋は地元志向がとても強い町で，僕が入学した大学も半分以上の学生は名古屋やその近郊から来ていました。そして，無事6年で卒業し，平成8年から医師として修行を始めました。

30歳のとき医局を抜け，神戸で緩和ケアの修行を始める

　僕は，3人兄弟の長男だったので，当然いつの日にか父の跡を継ぐのだろうとぼんやり考えていました。しかし，まだ修行中の身であることと，自分の興味，関心に惹かれるままに，30歳を過ぎてから仕事と修行の場所を神戸に移しました。残念ながら，当時の名古屋周辺では，ホスピス，緩和ケアを専門的に修行できる場所はなく，神戸への転居を決めたのです。

　大学の医局に所属していた僕は，家族の生活が落ちつく頃に度々転勤を命じられる生活にも嫌気がさしていました。すでに子どもも2人いたので，そのつど家族4人で引っ越すことになりました。しかし，転居のたびに家族は新しい人間関係を始めなくてはならないのです。僕は仕事に没頭し，職場の人間関係を軸にその土地に根を下ろすことができますが，家族は大変です。

　さて，当時僕は名古屋市立大学の第一内科に所属していましたので，転

居する1年前から「神戸に行きます」と教授に宣言し説明を重ねることで，やっとのことで医局を抜けることができました．医局を抜けるのは大変なことなのです．自分という歯車が一個外れることで，他の医師の動向にも影響が出てくるからです．

自分が抜けたポストに誰が赴任するのか，行くはずだったポストに代わりに誰が赴任するのか，教授と医局長の先生にとっては頭の痛い話です．名古屋周辺，そしてこの大学では緩和ケアは学べないからと教授に懇願し，最後には頑張ってこいと応援していただけました．今でもこのときの恩は忘れていません．

こうして平成14年から神戸のホスピスに勤め，緩和ケア，終末期医療の最先端を目指すべく，日常の業務，研究に没頭していきました．家族にとっても，慣れない転勤暮らしから脱出し，みんなが満足のいく安定した生活を送れるようになりました．それでも心のどこかで，いずれ神戸を去り，名古屋に戻るときがあるのではないか，という予感も持ちながらの毎日でした．

父から渡された一枚の名刺と「しんじょう医院」の由来

さて，本書で書いてきたように，ホスピスから開業に導かれていく過程で，僕は一度名古屋に戻り，地元で医師となっていた弟と父と3人で話す機会を作りました．僕はそのとき，すでに神戸で開業することを決心していたので，まず弟と落ち合い，そのことを伝えました．弟には悪いのですが，「僕は名古屋には帰らない」と言い放ち，「いつの日か父の診療所を継いでくれな」と兄貴風を吹かせました．まだ彼が覚えているかどうかはわかりませんが．

その足で弟とともに実家に戻り，両親と話をしました．結婚を告白するときよりもずっとずっと緊張した瞬間でした．神戸で開業すること，在宅医療，緩和ケア，往診を中心に仕事をすることを伝えました．父は相当残念に思ったに違いないのですが，63歳といえば（父は昭和23年生まれ．僕との年の差は23歳），まだまだ十分に働ける年齢です．僕の開業に心から賛成してくれ

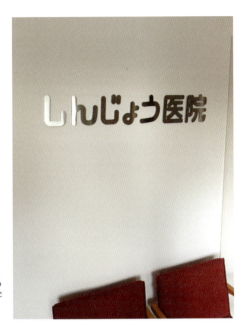

医院に入るとすぐに目に入る
「しんじょう医院」の文字

ました。

　そして，そのとき冒頭の名刺を僕に渡し，「この『しんじょう』の書体を継いでほしい」と言ったのです。医院を継ぐのとは違う形ですが，それはつまり看板を継げという意味でした。僕はもちろんその申し出を受けました。それが，今，僕の医院に入るとすぐに目に入る文字なのです。

　「しんじょう」を平仮名にすることは，最初から僕も決めていました。なぜなら名古屋に住んでいるときは，「新城」と書くと読み間違えられることが度々だったからです。愛知県に新城市という地名があるのがさらに物事をややこしくしており，「しんしろ」と呼ばれることに幼少の頃から屈辱を感じていました。しかし，いちいち目くじらを立てて「しんじょうです！」と言うのも馬鹿らしく，また粋ではない感じがして，結局は読み間違えられたまま返事をするようになってしまいました。

　神戸に来れば，新城(しんしろ)市の呪縛から逃れられると喜んでいたのですが，それはつかの間の喜びで，僕を落胆させることが待っていました。「しんじょうです」と自己紹介すると，今度は「あー，阪神の新庄(しんじょう)と同

じなのね」といわれるようになったのです．確かに声に出せば「しんじょう」なので，まあ違う名前で呼ばれて返事する必要はなくなったかと，名古屋時代の屈辱からは一歩脱出しました．

しかし，親しい方からのメールや手紙，またメモに至るまで「新庄先生へ」と書かれているのを見ると，ああ，これを書いた人は，あの新庄選手の何とも言えない「にやり顔」を連想しながら僕のことを思っているわけなのねと，これまた違う種類の屈辱を感じるようになりました．まるで屈辱のメタモルフォーゼ（変態）です．なかなかうまくいかないものです．

名刺にこだわる理由

自分の医院を作る段になったときには，「新城」と書いて，ルビでも振ってやるのも一案かと考えていました．しかし，父から看板を託されて「しんじょう」に落ち着き，この屈辱とまた生きていくこととなったのです．そう，すでに引退した新庄選手の記憶が，みんなの脳裡から消え去るか，僕か僕以外の「新城」がみんなの記憶にしっかり刻み込まれるまで．

さて，父が愛用している名刺には例の「しんじょう」の書体が刻まれています．僕が開業前から使っている名刺は，表には「新城拓也」と名前しか書いておらず，裏には「しんじょうたくや」という読みとメールアドレスだけ控え目に書いてあります．僕は実務的には複数の病院で勤務するので（現在，自院を含めて3カ所），肩書きを小さい字で載せていたらキリがないと思ったのと，患者や家族にプレゼントするなら，名前だけあればよいと思ったからです．「医学博士」とか「何とか部長」とかは要らないと心底思いました．

また開業にあたって，自分の業績や肩書きを一旦すべて消去したいという思いが強くありました．いわゆるリセット願望です．開業を機にもう一度，40歳を過ぎた自分として生まれ変わりたいという心の表れです．

父の名刺と自分の名刺．並べて眺めながら，「しんじょう」への愛おしさと，名を継ぐことの深い意味に思いを馳せました．僕の子ども達は，僕の「しんじょ

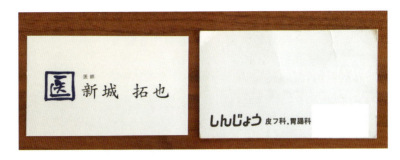
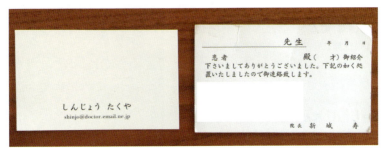

名刺の表・裏。左が自分の名刺，右が父から渡された名刺。「しんじょう」の特徴ある書体が目を引く

う」をどのように継いでくれるのでしょうか。

後日談……

　僕が医院を開業した後，父に「あのこだわっていた『しんじょう』は，やはり開業当初もこだわって書体を選んだの？」と聞いてみました。すると，「いや，あれはな，たまたま出入りしていた薬屋さんが名刺と看板を作ってくれて，それでその人が選んだものだ」とのこと。あまりの話にこの「しんじょう」をどう愛したらよいのかわからない今日この頃。いや，生みの親（名も知らない薬屋）より育ての親（父）と自分に言い聞かせています。

「緩和ケアをなぜ選んだの？」
眠りたい，休みたい，昼食を食べたい，じっくり診察したい —— 自分の医師としての特性を知る

よく人から尋ねられる質問の一つに，「先生は，どうして緩和ケアの道に進まれたのですか」というものがあります。はて，他の医師は自分の専門分野をどうやって選んでいるのだろうかと考えを巡らせました。特に若い医師，これから自分のキャリアを開こうという医師にとっては，専門分野の選択というのはとても大きな問題だと思います。

天職のことを英語で"calling"といいますが，これは読んで字の如く「呼ばれる」という意味をもつ言葉です。同じように自分の専門分野も，神にcalling，つまり呼ばれたのかと思うことが度々です。自分で選んだのか，選ばされているのか，呼ばれているのか，求めているのか——。では，開業の話をいったんお休みして，僕がどのようにして緩和ケアにたどり着いたのかを書いてみたいと思います。

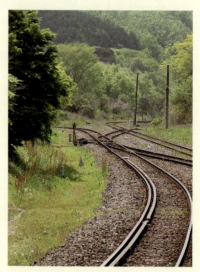
専門分野の選択は人生の分岐点

脳外科医を目指した理由 —— 本音と建て前

さて，僕は，大学を卒業してすぐに専門分野を選択する時代の医師でした。脳外科を選びました。なぜ脳外科だったのか今考えてもよくわからないのですが，表向きには，学生時代に実習した顕微鏡の手術で術野の美しさに心惹かれたからとか，緻密な作業，そして充実した診断アセスメントに憧れたからとか話しています。しかし，本音は違っていたように思います。

当時，脳外科は人が入らない医局でした。僕自身に，人がやらないことをついやりたくなる指向性があったことも脳外科を選んだ理由の一つだと思いますが，それ以上に新しく赴任した教授は，医局員を増やすために熱心な方でした。すでに成人したとはいえまだ社会人ではなかった僕は，大人に「承

認」される体験に渇望しながらも，その経験がありませんでした．医師である親父を越すことは当然できず，自分のことを「承認」してくれる他人もいませんでした．

脳外科の教授は，医学生を勧誘するときも謙虚な言葉遣いをする方でした．そして，この分野に対する自分自身の「好きだ」という気持ちを学生と同じ目線に立って話してくれました．僕は，脳外科の分野を語る教授の純真な目に心を打たれたのです．また，謙虚な言葉遣いと同じ目線は，可能性のある自分に対して，まだ見ぬ将来の「承認」を約束するものでした．そのときはそんな風に思ってしまったのです．

脳外科に進むことを決めた僕は，医師国家試験の難関を乗り越え，仕事を始めました．大学病院ではたった一人の研修医ということで，周りの上級医の先生にとても可愛がられました．幸せな時間でした．ひな鳥が親鳥のもとでぬくぬくと育てられているようなものです．えさは口移しで，自分が無理に飛ばなくても，上級医の先生が働いていらっしゃいます．

それでも一日の大半を病棟で過ごし，留守番を買って出，看護師と患者の移送を手伝ったり，緊急検査の段取りのため放射線技師に頭を下げに行ったり，入院患者の処方をしたりと，どんな小さな雑用でも喜んでやっていました．

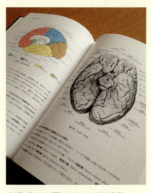

卒後すぐに選んだのは脳外科

頭部外傷，交通事故，脳卒中……，脳外科は夜の仕事

しかし，ぬくぬくとした毎日もすぐに終わってしまいました．わずか3ヵ月で地方の病院に赴任となったのです．新しい病院では，一人の医師として歓迎されました．漁師町でしたので言葉使いは乱暴ですが人のよい職員の方々でした．

ところが，着任してすぐに一人で病院の当直をするという，まるで「学徒出陣」の状況になりました．初めて当直で診た患者は，仕事中に腰が痛くなった中年の男性でした．「研修医向けの当直マニュアル」を必死で読み，もしも腹部大動脈瘤破裂だったらどうしようかと緊張し，必要以上に力が入りました．いわゆるぎっくり腰（急性腰痛症）でした．それでも背中は汗びっしょりでした．次に来たのは，便秘の乳児でした．もう手も足も出ません．ベテランの看護師さんに助けられました．

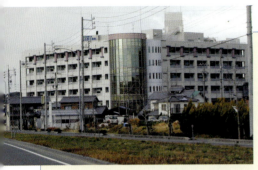

初めての赴任先は、とある漁師町の病院

こんな毎日でしたが、脳外科医というよりも医師として技術を一つでも増やそうと一生懸命でした。気管内挿管もまともにできない状態での着任でしたから、外科の医師や脳外科の先輩に何度も教えてもらいました。色んな失敗を繰り返しながらも、充実した毎日でした。しかし、脳外科の仕事というのは、夜の仕事なのです。交通事故も喧嘩も、頭を怪我しそうなことは夜に起こるのです。

酔っ払いが閉店間際に転倒して頭部外傷、ビーチ帰りの若者の交通事故、脳卒中も大抵夜中から明け方に発症します。昼間の仕事を終えて夕食を食べ、一息つくとすぐにまた病院に呼び戻される毎日でした。その病院では脳外科医は部長、先輩そして僕の3人でした。そして、時間外の呼び出しは「一番若い奴から順番に」という外科系ならではのルールがあり、この修行に僕は段々と消耗していきました。

医学生の頃から、どんなに試験勉強が大変でも一夜漬けが出来ないタイプでした。眠らないと全くどうにもならないのです。午前0時を過ぎると急に頭の切れがなくなり、「あれ、あの人どうなったの」と言われるくらいスローになります。部長や先輩のように、午前0時を過ぎてからの救急外来への呼び出し、夜通しの手術に、アドレナリンぎとぎとで取り組むことは、僕にはとうていできないと改めて気づいてしまいました。

誰だって、夜眠らないと、次の日に仕事ができないのは当たり前です。しかし、部長や先輩は夜通し働いても、次の日少々ぼんやりとしながらも元気でした。でも僕は全く動けないのです。連続勤務が30時間を超えたあたり（当直明けのお昼過ぎ）から、もう自分が何を話しているのか、どこを歩いているのか全くわからないのです。それでも、また夜の呼び出しに備えなくてはなりません。

将来の「承認」のカードで僕を脳外科に引き入れた教授も、赴任先にはいません。教授の元に戻り、もう一度「承認」の実感を得たいと思った僕は、大学院への進学を考えました。もう臨床はできなくてもよいから、基礎研究のために大学へ戻れば、少なくとも夜は眠れるかもしれない。いや、それ以上にもうこの病院にはもういられない、逃げ出したい、名古屋に戻りたい。

夕食の途中に呼び出されたり、出かけている途中に呼び戻されるようなデートを繰り返していた僕は、結婚を決めていた彼女と、静かな暮らしをしたいと思うようになっていきました。

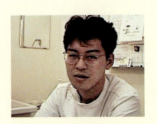

もう名古屋に帰りたい……

脳外科を辞める決意

しかし，大学院に進学して一時期脳外科の臨床現場から離れても，またいずれ現場に戻らなくてはならないことは，周りの先輩方を見ていても明らかでした。また，先輩方を見ていると，将来子どもができ，部下ができても，相変わらず頻繁に呼び出される毎日が待っていることがわかってきました。

さらに決定的だったのは，ある学会に行ったときの出来事でした。脳外科の全国大会に参加させてもらった僕は，難しい部位にある脳動脈瘤の手術についてのセッションに加わっていました。卒後6年目までとそれ以降で，その手術に対する考え方や印象がどう違うかを語り合う時間でした。

驚いたのは，自分が所属していた医局では，卒後6年未満ではとても執刀させてもらえないような難しい術式を，全国レベルでは，指導医にきちんと指導してもらいながらこなしているという事実でした。自分が今の修行を続けていてもとても到達できない経験を，都市部の医師達はすでに日常的に習得していたのです。この事実に，もう僕はそれ以上自分の心を鼓舞することができなくなりました。

学会からの帰り道，脳外科を辞めることを決意しました。まず，部長に話したところ，「そうか。そんなに思い詰めているなら，一度医局長と話そう」と相談をする機会を作ってくれました。医局長は大学病院時代に僕を可愛がってくれた人です。部長も医局長も「お前がそこまで思うなら，もう次の道を応援する」と仰ってくださいました。今でも恩義を忘れていません。

そして，いよいよ教授に話す日が来ました。「大学院はどうするんだ」とまず言われました。すでに試験には合格していましたが，その後の事務手続きをせずに放置していたのです。「大学院も脳外科も辞めます」と話した直後です。「青い鳥なんていないんだぞ！」と一喝されました。その目はあの純真な目ではなく，恐ろしい支配者の目でした。そして，将来の「承認」はその瞬間に消え失せました。他人から失望された経験はこのときが初めてでした。

内科から緩和ケアへ──自分の特性を踏まえて選ぶ道

「夜は眠ることが，僕には必要」

僕が脳外科時代に学んだのは，自分の身体的な特性を知ったということです。日常的に夜勤が続いたり，たとえ後でまとまった休みが取れたとしても徹夜になる仕事はできないということでした。

緩和ケア，訪問診療の分野ももちろん，夜に呼び出されることだってあります。それでも，脳外科のように長い時間かかる仕事

ではありません。脳外科の手術は一度始まれば4～8時間，緩和ケアの呼び出しは長くても1～2時間です。こうして僕は自分の身体的な特性を理解したうえで，緩和ケアの分野に進んだのです。

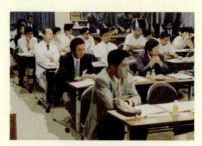

内科の研修医時代は多くの先輩や同僚に囲まれていたが，団体行動が苦手だった

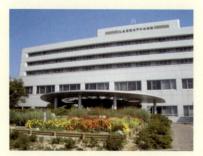

自分の特性を理解して緩和ケアの道へ

さて，僕が緩和ケアの道に進んだのは，身体的な特性だけが理由ではありません。

僕は脳外科を辞めるとき，同じ病院に勤務していた内科の医師に自分の進路を相談しました。その先生は「うちにきたら」と言ってくれました。また，僕の大好きだった看護婦長さん（すでにお亡くなりになりました）とは，よく看護ステーションの横の休憩室で一緒にタバコを吸いながら，色んな話をしました（僕は，32歳のときに禁煙しました）。患者のこと，仕事のこと，新米で未熟な医師だった僕を本当によく育ててくれました。その方が，「先生は，人のことを丸ごと診る人だから，内科へ行くといいよ」と助言してくれたのです。

こうして脳外科を辞めた後は，内科に入局することになりました。もう一度同じ大学病院に戻り，1学年下の研修医と最初から

やり直しです。再びぬくぬくとした毎日が始まりましたが，今度は期間が長く1年近くゆっくりと修行させてもらいました。同じ道を志す同僚がいるという経験も初めてでした。

しかし，どうも生来一人で行動するのが好きなせいか，カンファレンスの準備をすること，バリウムの仕込みをすること（当時の医局では既製品のバリウムではなく，手作りするように躾けられていました），さらには仕事が終わった後の食事，宴会芸の練習といった団体行動がとても苦手でした。

「誘われないと淋しいくせに，早く一人になりたい」

これも僕の特性でした。面倒くさい自分にずっと付き合ってきた僕ですが，ほとほと自分の扱いには手を焼きます。手術や検査といった手技では，複数の医師が関わらないと実施できないこともあります。その点，緩和ケアでは，医師は大抵1～2人，単独行動も多く，医師が複数名で一つの仕事に当たることはほとんどありません。緩和ケアの仕事は医師と患者は一対一，検査も

エコー程度です。

また，チーム医療といっても同時に同じ現場にいることは少なく，チームが集まるのはベッドサイドではないところ，詰め所や会議室ということがほとんどです。日常的にはそれぞれ単独行動しているのが，緩和ケアのチームなのです。

家族の幸せを大切にしたい

1年間の大学病院での研修を終え，僕は内科医として地方の病院へ赴任することになりました。また，その間に遠距離恋愛していた彼女と結婚していたので，夫婦で新天地への引越しをしました。

全く縁がない土地での生活が始まりました。妻は，突然の田舎暮らしです。僕は職場で人間関係が構築されるのでまだよいのですが，妻にとっては辛い時間になりました。僕たちは，他の職員が住んでいる病院のそばの住宅には住まず，別のマンションに住みました。

孤立した妻は精神的にも不安定となりました。いくらか仕事をしたり，休みの日には出かけたりしましたが，やはり住み慣れた大阪を離れての生活は想像以上に苦しそうでした。長男を妊娠し出産，育てる間に友人もできましたが，やはり医局の人事ではこの後も田舎暮らしが待っているだろうことは容易に想像がつきました。

全く縁のない土地であっても，「呼ばれている」と考えて赴任し，その土地で長く勤める先輩もいます。また家族も根を下ろし，開業する先輩もいました。でも僕はそうなれませんでした。自分が想像していた以上に都市生活者だったのです。趣味のバイオリン，オーケストラ活動もほとんどできず，住んでいた名古屋までは車を飛ばしても片道1時間以上かかります。休みの日にどこかへ遊びに行くこともなくなってきました。

もちろん，ため息をついている日ばかりではありません。産まれたばかりの長男を連れて近くの公園を散歩したり，ショッピングモールに出かけたりする生活を楽しみました。それでも，口には出しませんが，短い期間だからこそ耐えられることも意識していました。

長男が産まれてから2年足らずで次男が産まれました。そろそろ長男の幼稚園を探し出す頃でした。自分の仕事の興味は緩和ケアに向いていましたが，それ以上に家族の幸せを重視するようになっていました。仕事よりも家族の気持ちが安定する生活を

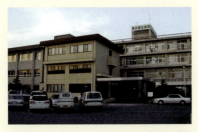

内科医として赴任したのは，とある農村の病院

大切にしたい。そんな風に思うのは自然なことではないでしょうか。

「仕事の野望よりも，家族と生活の安定が大切」

これもまた僕の特性でした。そして都市生活者でした。日が暮れると真っ暗になる町に長く住むことはできないのです。2000年前後はまだ医局の力が強く，医師は自分の希望する病院で働くことはまずできない状況でした。次の赴任先が別の県の地方の病院と知ったとき，とにかくこの流れから抜けなければと，また医局を抜けることになってしまいました。

教授には，身体が弱く産まれた長男のこれからの生活を安定させたいこと，自分は緩和ケアを志しているが，名古屋近辺ではその夢は果たせないことを話しました。時間はかかりましたが，教授も最後には辞めることを許してくれました。

当時，緩和ケアの医師を探している病院は多く，都市部を中心に働く場所はたくさんありました。僕は，妻の郷里に近い神戸を選び，家族の安定した生活と自分の望む緩和ケアの仕事を同時に手に入れることができました。そしてまた夜の明るい，刺激の多い都市生活者に戻れました。

人に対する好奇心が強いこと，そして心の声により天職へと導かれる

最後にもう一つ，自分の特性について仕事をしながら気がついたことを書きます。

田舎の内科医時代は，外来を週に2回開いていました。予約制であっても多くの患者を診察する必要があり，一人に3分しか時間をかけられないような状況でした。無駄な話は一切なく，「はい，血圧はいいよ」「検査は良かったよ」「前と同じ薬でいいの」といった，早く診察が済む会話の連続でした。

確かに前回の診察と特に変わらない患者の場合，3分で済むこともあるのですが，やはり3分で済むような診察の仕方に慣れてしまってはよくありません。しかし，一人ひとりをじっくり診察することは，なかなかできませんでした。

時間をなんとか工夫すればできるはずと思い，やり始めると，昼食を食べる暇がなくなり，午後の検査の時間が始まる直前まで終わらない外来になりました。しかし，僕はまだマシな方で，知り合いの内科医は17時

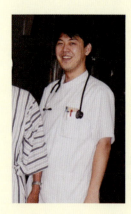

多くの人数を短時間で診ることが要求された内科医時代

Column

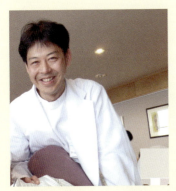

そして現在。緩和ケア医として，少ない人数の患者にじっくりと向き合う

を過ぎても外来が終わらなかったり，予約の時間が1時間以上過ぎるのも普通でした。また昼食を食べないのは当たり前，トイレへ行く暇も惜しんでしゃべり続けていると，もう何を話しているかわからなくなってしまうことも度々だと言っていました。

患者が入院すると，外来のときとは違ってゆっくりと話せるので，僕はそういう時間を好んでいました。そのほとんどは世間話やお喋りでしたが，その人その人に関心をもち，人に対する好奇心が強い特性があると自覚しはじめました。また，多くの人数を外来で診察すること，多くの検査をさばくこと，多くの入院患者を抱えることが苦手だと気がつきました。

誰だって忙しいのは嫌に決まっています。でも僕は，多くの人数を同時に受け持ち短時間で診察することで，雑になっていく自分の所作がどうしても許せなくなってきたのです。こういう特性は内科医には不向きです。少しでも多くの患者を診察することが，内科医には求められます。僕は多くの患者をさばき続ける毎日に消耗していきました。もっとじっくりと患者やその家族と関わりたいと思うようになったのです。

「少ない人数をじっくりと診療したい」

これが僕の特性でした。忙しい臨床は，僕自身の心を消耗させていくのです。緩和ケアはホスピスや病棟で勤務すれば，受け持つ患者は多くてもせいぜい10〜20人です。また病棟の総数が決まっていること，外来にはほとんど人が来ないこと，多くのホスピスでは緊急の初診や予約なしの患者を診ないことなどから，本当にじっくりと一人ひとりと関わることができるのです。

こうして僕は自分の特性を知り，緩和ケア病棟で勤務することにしたのです。そして，今も少ない人数をじっくり見るために在宅医療，訪問診療，緩和ケアを主にして仕事をしています。

「先生は，どうして緩和ケアの道を進まれたのですか」と尋ねられたとき，僕は，がん患者の苦痛を軽減したいと思ったから，緩和ケアに強い興味を惹かれたから，やりがいのある仕事だからと答えることが常です。

しかし別の一面から考えると，僕は医師としてのキャリアを通じて，自分が消耗すること，つらいこと，嫌だと思うことを考えながら，自分の特性を知っていきました。この経験から，緩和ケアに自分は呼ばれていったのだと感じています。

専門分野，そして天職（Calling）は，世間からの強い要請ではなく，自分の心の要請なのかもしれません。

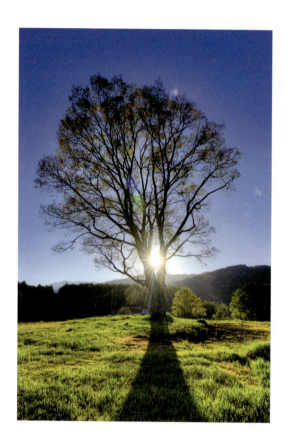

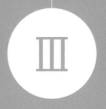

開業後

第11回 電子カルテは他人の手で「クリックは人生の浪費」

仕事にITは不可欠。でも……

　さて，ここからは開業してから実際どのように仕事をしているかお伝えしようと思います。まず電子カルテについて僕の思うところを述べます。僕が勤務医だった2006年の出来事です。時代の流れには逆らえず，勤務先の病院に電子カルテが導入されることになりました。近隣の病院はすでに導入しているところも多く，どちらかというと遅い検討でした。導入にあたっては，院内LANの敷設，放射線画像のサーバー管理，各病棟・外来のPC端末の設置

前勤務先の医局の様子

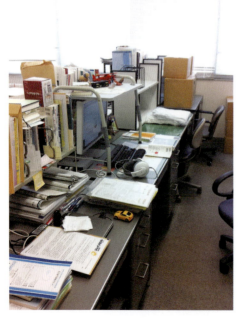

を含めて，億単位の予算が必要となる大事業でした。

　さて，電子カルテ導入前の医局（医師達がデスクワークをするための部屋）で，僕はMacを駆使し，部屋のネットワークを自分で構築し，インターネットができる環境を病院の事務に無理矢理掛け合って構築していました。仕事でもIT（information technology）は欠かせないと当然思っていましたし，文献検索，書類作り，教材作り，講演のプレゼンテーションの作成もすべてMacを使って作成していました。

　また，自分の部署であるホスピス病棟では，ファイルメーカーで退院サマリーや診療情報提供書を作っていましたし，治療内容を集計できるように，使用した薬をまとめる個人のデータベースも作成していました。仕事でITを使うことにはかなり積極的で，むしろPCいじりを好んでおり，医局のデスクに座っている間は，愛機のMacと戯れていることが多かったのです（もちろん最新の文献と最新の医学情報を得ていたのですよ……）。

電子カルテの使いにくさは，気の利かない病院の構造と似ている

　ITに明るい医師として院内で通っていた僕は，電子カルテ導入の会議に呼ばれることになりました。しかし，この会議以前に電子カルテの導入はほぼ決まっており，どのメーカーにするのかを話し合っているような段階でした。それでも僕は，場違いにも導入そのものへの反対意見を述べ始めたのです。

　反対した理由は，自分自身がアルバイト先でさまざまな電子カルテを使用した経験から，どのメーカーの電子カルテも非常に使いにくく，操作は直感的ではなく，仕事をかえって煩わしくするものだとつくづく思っていたからです。アルバイト先の病院では，いちいち電子カルテに翻弄され，手書きカルテ・手書き処方せんならわずかな時間で終わることを，どうしてこんなに時間をかけてやらなきゃならんのかと，イライラすることがよくありました。

　そのイライラの理由は，PCの操作に不慣れということではなく，どの電子

カルテもマンマシンインターフェース（man machine interface）が悪いからです。電子カルテはかつての携帯電話に似ています。今はガラケーと呼ばれていますが，日本のメーカーが作った携帯電話は，多機能でとても優秀です。しかし，それぞれの機能は素晴らしいのに，どう操作したらどのメニューから自分が目的としている機能を呼び出せるのか，全くわからないことが多々あり不満でした。僕がMacやiPhoneを好んで使うのも，そういう「機械の理屈に人間が合わせる」ことが嫌だったからです。

また，ガラケーも電子カルテもそうですが，それぞれの機能をエンジニアが分業で作り，無理矢理まとめているのがありありとわかります。気の利かない病院の構造のようです。受付はここ，診察はあっち，検査はさらに階段を上った向こう，レントゲンは渡り廊下の先に，会計はまた受付とは違う窓口，違う科の診察はまた別の場所の受付へ，さらに診察室も別……。建て増し後付けでどんどん機能を付加すると，構造物はおかしくなります。それがガラケー，電子カルテに共通した独特な使いにくさです。

機械を使うはずが，機械に振り回されていないか

こういう「人間が複雑化した仕組みに付き合う」ことを，僕は特に嫌っています。だから，電子カルテにも反対したのです。電子カルテは人間，特に医師の仕事を助けてくれることはありません。患者を診察するうえで大切なことを電子カルテは教えてくれませんし，見落としも指摘してくれません。カルテの入力も，各部署への指示も，かえって煩わしいことが増えてしまいます。そして，これがたとえ進化しても使いやすくなるとは思えないと考えたのです。

電子カルテは，必要以上にクリックが多いのです。ただレントゲンを撮りたいと思っただけでも，患者を選択し，メニュー機能をクリック，その中のレントゲンをクリック，撮影部位をクリック……，と永遠にクリックは続きます。クリックの多さは，ソフトウエア開発の怠慢と言い切ってもいいかと思います。マンマシンインターフェースを無視してまで，電子カルテの機能向上を目指すより

も，ユーザーが使いやすく，使っていて気持ちのよい設計を目指すのが，本来あるべき姿だと僕は思っています。

年配の医師が，電子カルテや携帯電話を使いにくいと感じるのは，PCの扱いに慣れていない，キーボードが使いこなせない，ディスプレイの文字が見にくいだけではありません。直感的ではないマンマシンインターフェースも大きな原因だと思います（結局，僕の小さな反対の声もむなしく，前勤務先の病院には大手ベンダーの電子カルテが導入されました）。

在宅診療時の処方せん・カルテの記載方法，その工夫

僕は，今後どれだけ電子カルテが進歩しても，気持ちのよい操作感を求めることは多分難しいだろうと思っていました。しかし，電子カルテを導入しないと，事務や訪問看護師ともカルテ情報が共有できません。また，往診先に毎回紙カルテを持ち出すわけにもいきません。自宅に紙カルテを持って帰るわけにもいきません。やはり往診には電子カルテは必須なのです。

ですから開業してからは，毎日の業務を進めるうえでどれだけ電子カルテに触れずに仕事できるかが，工夫のしどころでした。

また，電子カルテを導入しているクリニックを見ていて気がついたことがありました。患者の家，診察現場にノートPCを持ち込んで診察をしながら入力していると，患者と向き合って対話する時間がどうしても少なくなってしまうのです。

医師と患者が向き合う現場においてノートPCは，異界の道具のような奇妙な存在感を醸し出します。電子カルテが導入された病院でも，医師は患者のほうに顔を向けず，診察のときに身体に触れることもなく，ずっとPCに入力しながら話す姿が少なからず見られます。視線は患者とは交わらず，PCの中に患者がいるのだろうかと錯覚するほどです。iPatientなどと揶揄される，不自然な医療現場です。僕はそんな雰囲気も嫌いました。

診察のときには，外来であっても往診であっても，せいぜい胸ポケットにメ

モ帳とボールペン。PCは一切診察現場には持ち込みません。往診時には，前回の薬の処方せんだけを診察の現場に持ち込みます。患者と話しているときには，ひたすら話を聞きます。そして診察の最後には薬の内容を確認し，青ボールペンで訂正した処方せんをiPhoneで写真に撮り，事務員に送っています（この方法は，第12回で詳しく説明します）。そして僕は診察を終えると，往診車に戻り，ノートPC（Macbook Air）で診察の記録を書きます。

　診察という行為は，時間軸の上で患者の状態の変化を観察し，治療の効果を確かめていくことです。つまり，前回との診察の内容の差分を，上書きしていくようなものだと僕は思います。

　この診察の流れをスムーズにするために，診察の記録は，あらかじめ事務員が前回の診察内容をテキストファイルに転記したものを1日1ファイルとしてまとめています。僕はクラウド上に保存したこのファイルを，上書きし更新していくのです。この作業は電子カルテではなく，テキストファイルをエディターのようなアプリで開いて行います（Mac用のJeditを使っています。メモ帳のようなアプリです）。

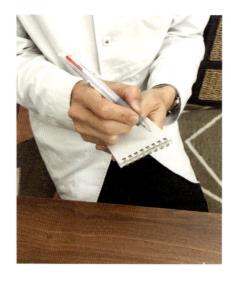

診察のときはメモ帳とボールペンのみ。
PCは持ち込まない

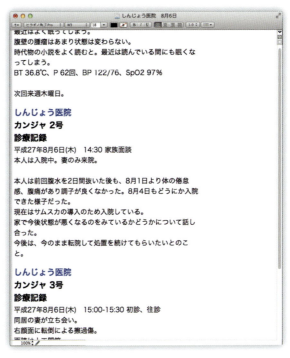

医師はテキストエディタでカルテを入力するのみ。
後で事務員が電子カルテに転記する（内容は架空の患者）

　記録するときはインターネットにつながっていなくても構いません。往診に出発する直前に，その日の最新のファイルになるように同期させてから出発します。往診先の車中でインターネットに接続するときには，iPhoneのテザリング機能を使っています。事務員が作っているその日のテキストファイルには，カルテに記載すべき指導管理料のコメントもすべて転記されています。こうすることによって，カルテの記載に漏れがないか，複数の目で確認できます。
　そして，一日が終わると，その日の診療記録の内容を事務員が電子カルテに転記します。僕は以前の診療情報を閲覧するとき以外，一切電子カルテにアクセスしません。そして，ほとんど電子カルテの画面を「クリック」しません。このようにしてカルテを作成していきます。

無駄なクリックを減らして，患者との時間を大切にしよう

　診察が終わり，患者の家を出てから車の中に5分程度とどまりカルテに記録します。その間に，家族が言い忘れたこと，伝え忘れたこと，患者に秘密にしておきたいが伝えたいこと，聞いておきたいことを話しに出て来ることが度々あります。またカルテに記録している間に，自分が伝え忘れていたことを思い出すこともあります。そんなときは，もう一度患者の家に戻ります。

　在宅医療では，病院と違い，患者だけではなく家族も診察に立ち会うことが度々です。しかし家族には，患者の前では話せないこともたくさんあるのです。そんな家族の気持ちを取り残さないためにも，このわずかな時間がとても有意義になります。ただ単に僕の忘れ物を届けてくれるときもありますが。

　さて，「クリックは人生の浪費」です。電子カルテがこの先どれだけ発達しても，医師としての技量，臨床能力を高めるのに役立つことはまずありません。気持ちのよい操作感はないまま，これからも出来の悪いソフトウエアに人間が合わせねばならない事態が続くであろうことに僕は落胆しています。無駄なクリックに忙殺されて，医師と患者の大切な時間が失われないよう，祈るばかりです。

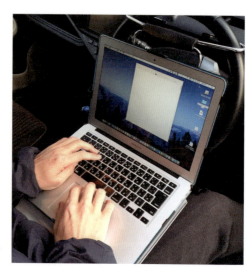

患者宅から出た後，
車の中でカルテに記録

「クリックは人生の浪費」です。
無駄なクリックに忙殺されて，
医師と患者の大切な時間が
失われないよう，祈るばかりです。

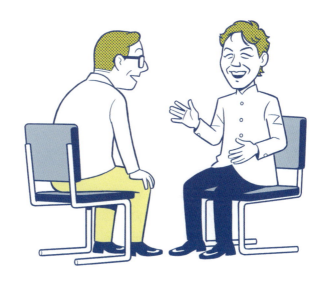

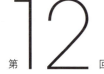

第12回 日々使っている道具「iPhoneでリアルタイムの情報伝達を」

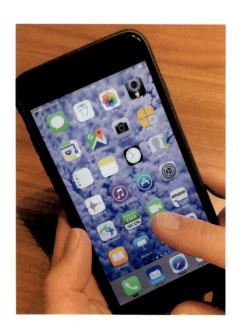

iPhoneと僕との出会い

　iPhoneは仕事でもプライベートでも，僕にとって一番身近なアイテムです。どこへ行くにも持ち歩き，眠るときは枕元に置いています。iPhoneは2007年に発表されました。医師になってからずっとMacintoshを使い続けてきた僕は，すぐにその魅力に惹きつけられました。Steve Jobsがタッチパネルになった画面を操作する姿は，まさに未来でした。

　2008年にiPhone 3Gが日本で発売になってすぐに，僕も手に入れました。早速操作してみると，その直感的な使用方法に驚きました。それまでの携帯電話やPHSの操作とは全く異なり，日本語はフリック操作で簡単に素早く入力することができました。

　その後，iPhone 3GSになるとカメラが搭載されました。それまでの「みん

な揃って，はいチーズ」という写真の撮り方から，メモ代わりに写真を撮るライフログのような使い方をするようになりました。僕は今でも往診の道中に，目に留まった風景や意味のないオブジェクトの写真を撮ります。これが後で見直すと意外と面白いのです。

　そして，iPhone 4になるとその美しい画面に驚きました。また，画面側にもカメラがつきFaceTime（テレビ電話のようなもの）ができるようになりました。その後も新機種が出るたびに買い換えています。現在はiPhone 6 plus（大きめの液晶画面のiPhone）を使っていますが，新しい機種を使うごとに，新しい機能に色々な可能性を見出すことができ，開業してからも仕事に重宝しています。

iPhoneで楽しく在宅チーム医療
──訪問看護師，訪問薬剤師との情報共有

　開業してからは，訪問看護師，訪問薬剤師すべてにiPhoneを使うようお願いしました。iPhoneを使うことで在宅医療と，チーム医療の仕事を楽しく円滑に進められる方法を考えたのです。

● iMessageを使ったグループメッセージ

　まず，iMessageと呼ばれるメッセージ機能でグループメッセージを始めました。一人が発信したメッセージをチームの全員が同時に受け取る方法です。さらに，カメラ機能を使って，患者の状況，例えば褥瘡のできている患部の様子や，ストーマの周辺の皮膚の状態の写真をメッセージ経由で確認することができるようになりました（グループメッセージの話については，次回に詳しく書きます）。

● 処方せんの処理

　一番活用しているのは，処方せんと電子カルテの処理です。まず，往診に出るときに，前回と同じ内容の処方せんを印刷して持って行きます。

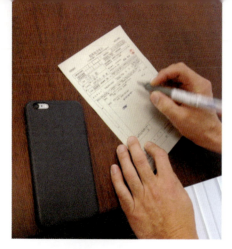

前回の処方せんを青ボールペンで
訂正し，新しい処方せんを作成する

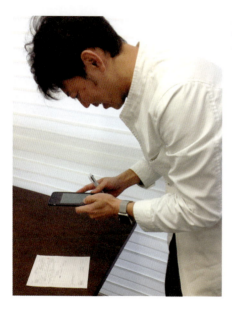

書き上げた処方せんをiPhoneで
撮影し，iMessageで訪問薬剤師と
事務員のメッセージラインに送る

　そして，現地で患者の状態に応じて，新しい薬剤を追加したり，それまでの処方を継続したりするのですが，その際，診察をしながらノートPCを開くようなことはしません。前回の処方せんを青ボールペンで訂正し，新しい処方せんを作成します。昔ながらのアナログな方法です。

　書き上げた処方せんはiPhoneで写真を撮って，訪問薬剤師と医院の事務員のメッセージラインに送ります[注1]。事務員は，電子カルテで新しい処方せんを作成し，PDFファイルにして，改めて訪問薬剤師とのメッセージラインに

のせます。薬剤師は，手書き処方せんの写真と清書されたPDFファイルを照合し，間違いがないかをチェックします。

注1）現在，処方せんの電送はFAXだけではなく，処方せんを画像化したものを電子メールで送ってもよいと厚生労働省から通知がされています*1。処方せん原本は，医療機関から患者を通じて，薬局に渡らなくてはなりません。僕は，処方せん原本を患者宅に，変更箇所は捺印し置いていきます。原本は患者から訪問薬剤師に手渡されます。

● **処方内容の疑義照会**

処方内容の疑義照会も，iPhoneのメッセージを経由して行います。僕は患者，家族との会話を，疑義照会の電話で妨げられることもありません。医師でなくてもできる，残薬調整のようなことは，薬剤師と医院の事務員とのやりとりで対応しています。このやりとりもすべてグループメッセージ上で行うので，僕も確認できるわけです。さらにその内容も確実に記録されます。

● **緊急時のFaceTime（テレビ電話）**

さらに，緊急時にFaceTimeを使って，患者の状態を確認して指示をすることもあります注2）。実際にあったケースをあげると，金曜日にいつもどおりにこにこしていた患者が，土曜日に薬剤師が訪問したときにはベッドで昏睡状態になっていたことがありました。

緊急事態ということで，自宅で連絡を受けた僕は，現場の薬剤師にiPhoneを介して映像を送ってもらい，状況を確認しました。その結果，僕が緊急往診するよりも救急車で搬送する必要があると判断し，その場で119番に電話するよう指示し，事なきを得ました。

注2）電話やFaceTimeのようなテレビ画像を含む方法で，患者やその家族，看病に当たっている人とやり取りすることは，電話等による再診として，診療費が算定できます。電子メール，FAXのやりとりでも構いません。また診療時間外であれば，所定の点数にさらに加算できます〔厚生労働省保険局医療課 平成28年11月17日 疑義解釈資料の送付について（その8）参照〕。

*1：「電子メール等による処方内容の電送等について」薬食総発0205第1号，平成26年2月5日
http://www.mhlw.go.jp/file/05-Shingikai-10801000-Iseikyoku-Soumuka/0000060418.pdf

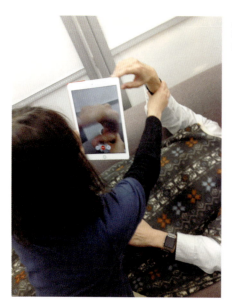

緊急時にはFaceTimeを使って，現場の訪問看護師・薬剤師からiPhoneに映像が送られてくることもある

仕事とプライベートでアプリを使い分けて，セキュリティを確立

　iPhoneを仕事で使う以上は，セキュリティにも気を配らなくてはなりません。iPhoneは，もしもどこかに置き忘れても，GPS機能を使ってその場所をPCから特定できます。また盗難に遭った際には，遠隔操作で中の情報をすべて消去する機能がついています。

　また，グループメッセージには，iMessageという元々iPhoneに入っている機能を使いました。メッセージアプリといえば，LINEが代表的ですが，LINEはセキュリティに不安があるため使いません。さらに，LINEやFacebookのメッセージ機能はプライベートで使用している人が多いのも使わなかった理由です。

　患者情報の漏洩は，悪意ある外部からのハッキングよりも，個人が宛先を間違える「うっかり漏洩」のほうが多いのです。プライベートと仕事で使う端末を分けることも大切ですが，プライベートで使うアプリと，仕事で使うアプリ

を分けることも情報管理には効果があります。またFAXは，電話番号を間違えれば患者情報は漏洩してしまいます。宛先が明確にわかるメッセージや電子メールは，FAXよりずっと安全だと考えます。

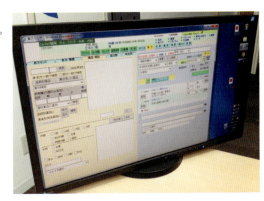

医院ではセコム社の電子カルテを使用。iPhoneアプリからアクセスできる

　僕の医院では，セコム社の電子カルテを使用しています。WindowsのInternet Explorer上で動作する電子カルテなのですが，iPhoneのアプリもあり，電子カルテにアクセスできます。
　あらかじめ電子カルテにX線やCT画像を取り込んでおくのですが，患者や家族に実際の画像を説明するときに，画面が大きいiPhone 6 plusは便利です。看護師や薬剤師とのカンファレンスでも，患者の様子やCT画像を簡単に共有できます。

　iPhoneは，FAXと違い，リアルタイムの情報伝達ができます。また電話と違い，医療チームそれぞれの手を止めることなく大切な情報を伝えることができます。さらには，その画面は，相手に病状を説明するための道具としても使えるのです。

第13回 情報共有の楽しさ「iMessageですぐにチームに回覧」「夜中でも励ましのメッセージ」

　僕は，電話で人と話すことがとても苦手です。自分でも理由はよくわからないのですが，どうも話す内容が貧困になり，言葉が浮かばず，何を話したらよいのかわからなくなってしまうのです。手紙やメールのように，文章で自分の用件を相手に伝えることに心の抵抗はないのですが，相手の顔が見えないのに，対話をするという行為が苦手なのかもしれません。

　人との会話というのは，用件を伝え合うだけではなく，気持ちを通わせることだと思います。お互いの存在を認め合い，そして新しい何かが生まれることが楽しいのです。僕は人との会話，お喋りは大好きなのですが，電話を通じての会話が苦手なのです。

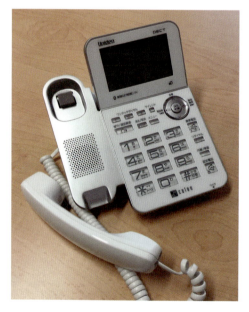

電話での業務連絡は不機嫌になりがち

電話は生活を遮断し，思考の流れを寸断する

　勤務医時代，僕には嫌いな時間帯がありました。それは，17時前後の看護師の勤務交代の時間です。朝から仕事を始め，一日を終えた看護師は，夜勤の看護師に申し送りをします。そのとき，患者の一日の様子を伝え，そして変化を伝えます。当然，治療がうまくいっているかいっていないかも伝達されます。夜を迎えるにあたって，治療内容，特に薬を変更したほうがよいのではないかと思えば，看護師は医師の指示を確認します。「○○さんの薬は，本当にそのままでもよかったでしょうか」といった類いのものです。

　その時間帯に，カルテ整理のためにナースステーションにいると，一度に複数の看護師から，指示の確認やら，何らかの不足やらを指摘されることになります。僕も少しでも早く家に帰りたいと思いながらも，その日のことをその日のうちに何とかしようとします。そうすると，治療の変更や，家族との面談，患者との対話の必要が生じ，自分がこなすべき仕事以上に，新たな仕事が増え，どんどん帰るのが遅くなっていくのです。

　僕は考えました。その時間にナースステーションにいないようにすればよいのではないか，そうすれば新たな仕事は増えないのではないかと。あえてその時間を避けていると，今度はPHSが鳴るようになりました。そして，悪いことにそういう電話には，つい不機嫌に答えてしまうのです。「○○さんの薬は，本当にそのままでもよかったでしょうか」と聞かれると，「あのぉ，カルテの指示どおりですけど，それが何か？」と挑発的になる自分を発見してしまい，自分でもそんな自分が嫌でした（当時の看護師さん方，本当に申し訳ない。心から謝ります）。

　しかし院内なら，まだましです。帰宅後に電話がかかってくると，さらに不機嫌になりました。「先生，○○さんの酸素飽和度がいつもより低くて88%です」「××さんの尿量がいつもより少なくて500 mLです」などなど。確かに看護師は医師に報告しなくてはなりません。ただ，その電話を受けるために，わざわざ風呂から飛び出して聞くこともあるのです。電話は自分の生活を遮断し，思考の流れを寸断します。

業務連絡を電話以外で行うという試み

　さて，前置きが長くなりました。開業してからはこの電話を減らすべく，事務との連絡，訪問看護師，訪問薬剤師との連絡すべてをiPhoneのiMessageですることにしました。業務的な連絡はすべてメッセージで行い，よほどのことがない限り，電話を掛けるのはやめようとみんなで話し合いました。

　僕の業務用メッセージラインには，1）医院の事務，2）訪問薬剤師と医院の事務，3）訪問看護師，訪問薬剤師，訪問リハビリセラピスト，医院の事務，訪問看護ステーションの事務，ケアマネジャー，の連絡用の三つがあります。それぞれのメッセージラインを用途に合わせて使い分けています。

　僕の仕事は，一日のうちほとんどを医院の外で過ごします。往診先であっ

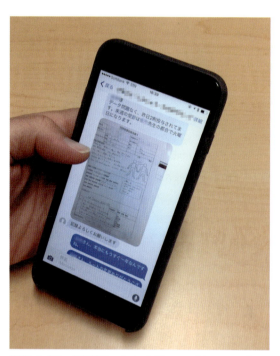

開業した今は，業務連絡のすべてをiPhoneのiMessageで行っている

たり，移動中の車内であったり，非常勤の勤務先であったり，そして自宅であったりです。往診先で，患者や家族と話しているときに，急ぎではない用事の電話で寸断されるのは，診察に集中できなくなって嫌なのです。しかも，診察中に電話で応対すると，口調が変わってみっともないものです。

　また，運転中の電話は本当に困ります。しかし，電話する側にとってみれば，すぐにも確認が必要だったり，決済が必要だったりするのです。僕にとっては些細なことでも，相手にとってみれば確認しなくては前に進めないのです。できることなら「良きに計らえ」と一言いって終わりたいのですが，そういうわけにもいきません。確認と決済は医師の大切な仕事なのです。

それぞれの仕事を妨げない，ショートメッセージの利点

　僕のiMessageのメッセージラインには，医院の事務から「新規患者の打診がありました」，薬剤師から「残った薬があるので，今回は日数を14日から10日に変更してほしい」，看護師から「家族から改めて説明を受けたいと伝言を預かっているので，返答してほしい」と，どんどんメッセージが届きます。

　このiMessageを使うと，グループ全体で会話が確認できるため，電話のように一対一の対話にはなりません。メッセージを共有すれば，メンバーは一つの話題に関して，それぞれが余裕のある時間に返答することができます。顔を合わせてのカンファレンスは週1回ですが，カンファレンスと同じように一つの問題に対して，色々な意見が出てくるのもよいところです。

　電話では十分に考える時間がないため，以前は的確に指示ができないことも，不機嫌な返答をしていたこともあったのですが，今は運転をしながら，また歩きながらあれこれ考えたうえで，より良い判断をした後に返答することもできるようになりました。プライベートな活動をしながらでも，メッセージなら手の空いたときに返答することができます。呼び出し音，電子音はミュートしていますので，コール音に緊張することもなくなりました。

　僕はバイオリン演奏を趣味にしています。そして，アマチュアのオーケスト

ラに入っています。以前はポケベルやPHSが鳴ると，練習場を出て電話に応対していました。そんなときには本当に冷静さを欠き，嫌な返事をする不機嫌な医師でした（関わった皆さんに心から謝りたい）。しかし今は，よほど緊急の患者，家族，看護師からの電話以外はiMessageでメッセージが送られます。すると，練習の合間のわずかな時間に内容を確認し，必要な返答をメッセージで送るか，電話をかけ直すことができるようになりました。

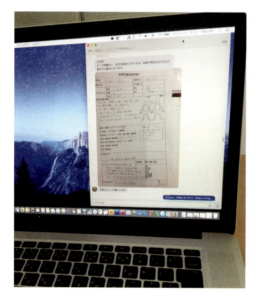

iMessageは，Mac上からも同じ内容が確認できる

　また，iMessageはMacならPC上でも同じようにメッセージを確認できます。例えば，今のように原稿をMacBook Airで書いているときでも，横のウインドウにはメッセージが届いています。
　医院の事務はこの機能を使い，勤務時間中はMacでメッセージラインの動向を航空管制官のように監視しています。そして，必要な情報を受け取り，必要な連絡をしています。例えば，ある看護師が「次回の処方には，○○の追加をお願いします」とメッセージを送れば，その内容を事務がリマインダーにメモしてくれるので，次の処方に漏れがありません。

また，患者の家から，僕が「救急搬送したいので，病院に連絡して」とメッセージを送れば，事務が病院と交渉してくれます。そして，メッセージを通じて「受け入れOK」と返答があります。もしもメッセージを使わずに電話でやりとりしていれば，受け入れ先を早く決めたいと急ぐ気持ちのため，かえって目の前の患者の処置や，家族との会話に集中できなくなるのです。

夜中の往診，チームメンバーからの励まし

iMessageを使い，必要な情報を必要なときに伝達することで，それぞれの時間を寸断しなくてもよくなりました。そして，通常の訪問看護ステーションが実施しているようなFAXで医療情報をやり取りするだけでは知り得ない，それぞれのメンバーが患者，家族と関わり気がついたちょっとした心の動きを伝える方法として，このiMessageの可能性に僕は期待しています。

カルテに書かれない，ほんのちょっとしたこと。カンファレンスでもわざわざ話題にしないこと。それでも，今後の患者，家族，医療者との関わりにとって大事なことを，相手の手を止めることなくその時その場で伝え合えたらどんなによいだろうと考えているのです。

そして，一見重要ではなくても大切なこと，それはちょっとしたつぶやきかもしれませんが，チームの仲間の一言に救われることもあるのです。

先日，亡くなることがほぼわかっていた方が，夜中の1時過ぎに亡くなりました。僕が「今亡くなったと家族から連絡がありました」と全体のメンバーにメッセージを送ると，そのとき起きていたメンバーから「お疲れ様です＜(_ _)＞」「お気をつけて」と返事がありました。そして，その方の家に向かい，「何時何分に，死亡を確認しました。今から帰ります」とメッセージを送ると，またメンバーから返事があるのです。

それぞれのメンバーは自宅からメッセージを送ってくれています。別々の場

メンバーからのメッセージに励まされることも

所にいながらも，その一言に僕は随分と救われた気持ちになるのです。真夜中の真っ暗な道を一人帰りながらも，一人で仕事しているわけではない，自分には自分を支えて助けてくれる人達がいることを，このiMessageを通じて実感するのです。

　今でも，みんなの仕事が終わる17時過ぎにはメッセージが集中します。それでも，チームのメンバーが伝えたいと思うことは，安心してメッセージにのせることができます。そして，メンバー全員に情報とその思いが共有されます。僕はこのやり方で，電話嫌い，電話の恐怖からやっと解放されました。

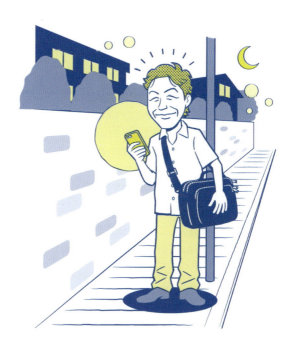

Column

新城式のグッズ活用法

 ## Apple Watch：思ったより役に立つ？

緩和ケアもApple Watchも，ニーズは後からついてくる

僕が電子カルテを見るために患者の前でPCを使わないこと，またApple教の敬虔な信者であることは，読者の皆様もおわかりのことと思います。こうして原稿を書いているのもMacBook Airですし，医院の本棚には親友のハコダさんが開院祝いにプレゼントしてくれた，Steve Jobsのフィギュアも置いてあります。

どれだけ愛用している機種でも，Appleから新しい製品が発表されると，つい購入してしまいます。そう，敬虔な信者はいつも多額のお布施をしなくてはなりません。また，ニーズがあるから新しいものを買うのではありません。手に入れてから，何に使うか考えるのです。そう，いつでも手に入れてから初めて自分のニーズを自覚するのです。

強引な展開ですが，緩和ケアや在宅医療にも似たようなところがあります。患者も家族も，ニーズを感じてから緩和ケアや在宅医療を受けるわけではありません。むしろ，半ば強引にでも緩和ケアや在宅医療を始めてみると，患者も家族も自分たちのニーズがどこにあったのかに気がつくものなのです。

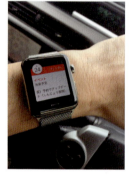

Apple Watchを，在宅医療の現場でどう役立てる？

Apple Watchは医師の品格を下げるか？

さて，2014年の9月にApple Watchが発表されました。Steve JobsがCEOの頃と違って噂が漏れまくるので，発表前からだいたいの製品概要はわかっていました。それでも，予約販売が開始された2015年の4月には即座に飛びつきました。往診中の夕方，路肩に車を止めて，開始時間と同時に申

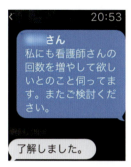

iMessageの画面。さりげなくメッセージを確認できる

音声認識の入力画面。最近は精度が高まっていて，固有名詞や医学用語も正確に変換される

し込んだのです。

そして，間もなく届いたApple Watchを早速つけてみました。最初の印象は，なんとおもちゃみたいなガジェットなんだろうかということでした。いい年をした，しかも医師が普段つけるようなものなのか，自分の品格を下げるものではないのかと，ややがっかりしました。

しかし，使っているうちにApple Watchの良さにも気がついてきました。まず，診察中であっても，運転中であっても，さりげなくメッセージの着信を教えてくれます。この「さりげない通知」は，全く新しい機能といえるものでした。Apple Watchそのものが手首を優しく叩くのです。ちょうど，人差し指でとんとんとする程度のさりげない通知です。この機能がまず気に入りました。

また，最近のiPhoneやApple Watchの音声認識機能は進歩していて，日本語でもかなり誤変換が少なくなっています。固有名詞や医学用語も正確に変換されるため，急いでいるときに医院や在宅チームのグループにメッセージを送りたいときには，Apple Watchに話しかけると，そのままメッセージとして送れます。

恐怖の電話呼び出し音に代わる，Apple Watchの「さりげない通知」

医師になってからは，毎日必ずポケベルかPHSか，今はiPhoneを枕元に置いて眠る生活です。旅先でも休暇中でも，いつも手元にiPhoneがあるか確認しています。そして，その呼び出し音に怯えています。呼び出し音は悪い知らせです。自分が何か楽しいことに没頭しているときでも，一気に現実に呼び戻され，そして，中断しなくてはなりません。指示の確認や電話の指示で済むならよいのですが，呼び出しに応じて，出先から職場に戻ることも度々

> Column

新城式のグッズ活用法

です。

こうして、僕は電話の呼び出し音にとても敏感になり、私用の電話であっても身体と心が緊張するようになってしまいました。ちなみに今のデフォルトの呼び出し音は、眠っていても悪い知らせだと気づいて緊張できるように、海外アクションドラマの『24-TWENTY FOUR-』で使われていた、電話の呼び出し音を使っています。この呼び出し音のお陰で、緊張と不快指数は瞬時にマックスになります。

不要な緊張を避けるため、患者の診察中、車での移動中は、電話の呼び出し音、メッセージの着信音はミュートしています。特に診察中の電話の呼び出しで、対話を中断されないためです。それでも重要な用件をキャッチする必要があるので、このApple Watchの通知はとても便利です。

さりげない通知があると、ちらりとApple Watchを見ます。そして、大切な用件かどうかを瞬時に判断します。診察が終わってからでよい内容なら、そのままにしておきます。それなら、iPhoneでもできるじゃないかと思うかもしれません。しかし、PCを持ち込まない代わりに、診察中ちらちらとiPhone（スマホ）を見ているのでは同じことだと思ったのです。結局、集中力は散漫になり、そんな自分の状態を患者も家族も悟ります。

まるでスマホに夢中になっている思春期の子ども（我が家にも二人）に話しかけるようなものです。目線はスマホ、耳はこちらを向いていても全く会話に集中できていません。そんな子ども達に父として苦言を呈する以上、自分も極力、PCやスマホを診察の現場に持ち込みたくないと思ったのです。

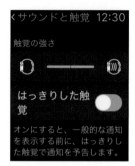

着信の触覚強度は調整できる

> 診療中のApple Watchチラ見は許されるか

ところがある日Apple Watchをさりげなくちらりと見ると、患者から「先生、お忙しそうで」と言われ、そ

れまでの話が中断されてしまったのです。そう，時計をちらりとみるという行動は，相手に「私は時間がありません。次に行かなくてはならないのです」というメッセージになってしまいます。時計を見るのは，PCやスマホを見続けているのと同じように，診察には悪い影響があるのです。喜んで買ったApple Watchでしたが，少し後悔をし始めました。

さらに，自分を後悔させる出来事がありました。僕の仕事は在宅医療ですが，特に緩和ケアが重点的に必要な，しかも残された時間が短い患者が多いのです。当然，看取りも日常です。ある方の看取りの現場で，聴診器とペンライトで死亡を確認し，死亡時刻を家族に伝えるとき，腕時計を見るとそこにApple Watchがありました。モーションセンサーで，僕が見るときだけ光ります。デジタルに表示された，全く正確な時間を読み上げました。「○時○分，ご臨終です」，と。

いつものように告げたのですが，この神聖で大切な儀式ともいえる瞬間に，Apple Watchはどうしようもない異彩を放ってしまうのです。やはり看取りの現場には，トラディショナルなガジェットが似合うようです。今では，帰宅後に夜間の呼び出しがあったときには，Apple Watchではなく，時計を持って行くことにしています。

折角買ったApple Watchのもっと良いところを書きたいのですが，残念ながら今ひとつなことばかり書いてしまいました。しかし，敬虔なApple教の信者としては，このガジェットを使い続けて，良いところを探してやらねばと思っています。そしてまた，長年の信者だからこそ知っています。MacもiPhoneも初期はひどいものでした。段々と良くなってきたのです。

つまり，これからも新製品が発表されるごとに飛びつき，お布施をし続ければ，このガジェットの本当の価値を体験できるはずなのです。さて明日からまた貯金に励み，次の新製品に備えます。

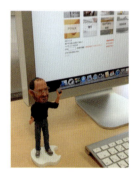

いつでもSteve Jobsが見守っている

第14回 専門職との連携「看護師は雇うな」

父から授かった名言「看護師は雇うな」

　以前にも書きましたが，僕の実家は開業医です。父は長く診療所の院長として，自分なりの感性で頑固な活動を続けています。僕も同じく医師になってからは，父が診療所の運営の大変さを語るのをよく聞いていました。いや，語るというよりも悩みとして相談を受けていました。

　その一つが，職員の雇用，殊に看護師の雇用についてでした。自分の望む働きをしないこと，ある日突然辞めてしまうこと，勤務態度に問題があること——などなど。時期も，看護師もその時々で異なりましたが，いつも何らかの問題に心を乱されていました。自分の目指す診療スタイル，信念が，看護師の存在で混乱することに，フラストレーションをためていました。

　ついに，開業30年目にして父は看護師を雇わず，事務職のみで診療を行うようになりました。「事務員でも十分丁寧に患者に対応できるぞ，これでいいのだ」と話し，そして「看護師は雇うな」の名言を僕に授けたのです。

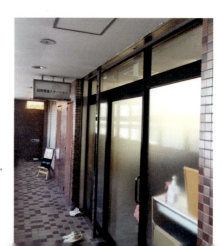

訪問看護ステーションは，しんじょう医院と同じフロアにある

看護師の雇用事情──常に入れ替わり，そして不足している

　また，僕が勤務医だった頃の経験では，看護師は毎年多く入職しますが，それと同じくらい離職していきます。その毎年の新陳代謝には，僕も大きく戸惑いました。やっとバランスの取れた職場になったと思っても，苦楽をともに過ごした看護師は毎年何人も辞めていき，そして新しい看護師を迎えることになるのです。

　僕が前勤務先のホスピスで働いていた10年間に，医師は一人離職し交代しましたが，上司と僕の二人は9年間働きました。その間，数え切れないほどの看護師が入れ替わりました。結婚，出産，夫の転勤などなど，ライフステージが変わるとともに，看護師は離職していきます。

　気の合った仲間が去るのに慣れるしかなかった僕は，看護師とは長く一緒に働けないものと，いつしか考えるようになりました。いや，そのように考えないと，信頼した看護師が職場を去っていくことに，心が耐えられなくなってしまったのです。

　またご多分に漏れず，僕の勤めていた病院も病棟も看護師が不足していて，いつも看護師を探し続けていました。雇用条件や福利厚生を良くしても，看護師を確保することはとても難しいのです。看護師の雇用の難しさは，僕にとって開業を敬遠するもう一つの大きな理由でした。

在宅医療専門クリニックの看護師──オンコールの負担

　開業を決めてから，あちこちの在宅医療専門クリニックに見学に行ったときも，どこでも院長は，看護師の雇用の難しさ，大変さを語っていました。良い人が見つかっても短期間で辞めてしまう，複数の看護師を雇えば，人間関係の調整が難しくなる，事務員との折り合いがうまくいかない等々，どこも苦労していることがわかりました。そして病院と同じく，どこのクリニックも絶えず看護師を探していました。

さらに緩和ケアを中心に，緊急の往診や看取りを熱心に実行しているクリニックでは，看護師も夜間，休日のオンコールの体制を組まなくてはなりません。夜勤とはいかないまでも，そのように生活を拘束されてしまうことが，長期間，勤務に耐えることができない理由であることもわかりました。
　業務上の負担はいつしか，雇用主である院長への不満へと転化されます。そんな状況ではチーム医療はうまくいかないものです。僕も開業し，在宅緩和ケアを実践する以上，良いチームを構築しなくてはなりません。どうしたものかと，思案していました。

プロフェッショナルな看護師の心をどう惹きつけるか

　医師や看護師は，プロフェッション（専門職）です。所属している職場，組織，病院への忠誠よりももっと大きな「何か」に自分の心を託しています。例えば医師であれば，働く場所よりも，自分の信念に沿った医療活動をすることのほうが大切なのです。
　もちろん，環境や給料・待遇が良ければ，個人としての医療活動は発展するでしょう。しかし，それは二の次です。給料だけで職場を決めるようなプロフェッションはいません。そして，プロフェッションのコントロールは，同じ職種のプロフェッションにしかできません。医師を束ねるのは医師，そして，看護師を束ねるのは看護師なのです。ですから，医師である院長が雇用主として看護師を雇うことには無理があるかもしれないと思いあたったのです。
　給料と待遇で，看護師を労働者として惹きつけることはできるかもしれません。しかし，プロフェッションとしての看護師の心を惹きつけて束ねるには，医師である自分が純粋で崇高な信念をもっているだけでは足りないのです。やはり，同じ看護師のもつ崇高な信念こそが看護師の心を惹きつけるのです。そして複数の看護師を束ねるなら，なおさら人格的に優れた看護師でないとできないと思いました。
　そこで僕は，一緒に在宅緩和ケアの活動をしたいと思ってくれる看護師を，

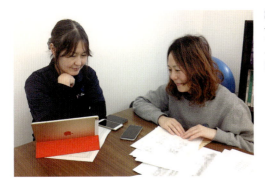

訪問看護ステーションの職員は，ハラダさん（左）との面接のうえで採用される。ベテランのトミサキさん（右）も開院当初からチームの一員

訪問看護ステーションのハラダさんに引き合わせました。そして合意ができた方々には，僕のクリニックと同じフロアに開業した訪問看護ステーションの職員となっていただいたのです。現在では，常勤看護師3名，非常勤看護師4名の個性あふれる，情感豊かな方々とチームを組んで働いています。

在宅緩和ケアのチーム医療──毎週1時間のカンファレンス

　繰り返し誰もが語ることですが，緩和ケアの実践にはチーム医療が大切です。ホスピスに勤務していたときも開業してからも，そのことを痛感しています。
　第13回でも書いたように，普段はiPhoneのiMessage（メッセージ）でやり取りしていても，やはり顔を合わせてみんなで話し合う時間は大切です。そこで開業後は，毎週木曜日の午後1時間は必ず顔を合わせてカンファレンスをしています。カンファレンスには訪問薬剤師も加わっています。また進め方も，色々な施設を見て工夫しました。
　まず，参加するメンバーはそれぞれ違う立場，経験年数，それまでのキャリアを持っています。自分が関わっている患者，家族に対し，それぞれが，それぞれの目線で気になることがあるのです。他施設のカンファレンスでは，

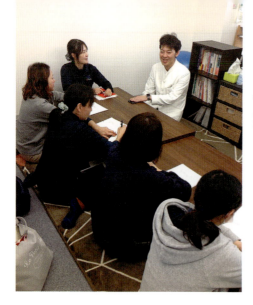

毎週木曜の午後にはチームのメンバーが集まって，1時間のカンファレンスを行っている

医学的重要度や重症度で話し合いの優先順位を決めているところが多いのですが，僕はそうではなく，それぞれのメンバーが気になっていることを，一人ずつ順々に話していくやり方を採っています。

答えが出なくても，時には脱線してお喋りになっても，そんな場のなかから思いもよらない方向性が導き出される化学反応を期待し，楽しんでいます。そして全員が話し終え，1時間の時間厳守で解散する，そんなカンファレンスを行っています。

医師と看護師の水平な関係がキーポイント

このようなカンファレンスを続けながら，僕は気がつきました。多職種チームのメンバーが，対等で水平な関係を維持するには，垂直な雇用関係を排除する必要があるのです。医師がリーダーとして上意下達，チームのメンバーに指示を伝えていくようなカンファレンスでは，治療やケアのレベルはある一定のところから上がることはありません。

「先生，この薬はうまくいってないと思います。何か違う方法にしてください」

「先生，家族への説明が不十分だと思います。まず一度話す機会をもってください」などなど，看護師からは多くの意見が出てきます。自分の不備を指摘されているような気持ちにはなりません。僕自身が医師として為すべきことをきちんと指摘してくれていると感じます。

僕と一緒に活動している看護師は僕が雇用しているのではなく，別の事業所の職員です。当然，僕の心のなかにも遠慮と謙虚さが生まれます。自分の代わりに苦しんでいる患者，家族の元に駆けつけてくれる看護師に，「本当なら自分が行かなくてはならないのに，ありがたい」と心から感謝の気持ちが浮かびます。

特に深夜，自分より先に現場に急行してくれた看護師には，手を合わせたくなるほどです。そして，深夜に出先で立ち会った看護師と言葉を交わすとき，「ああ，自分は一人ではない」と自分もケアされていることを実感するのです。

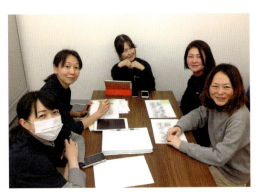

ともに働く訪問看護ステーションの看護師たち。左からチガ，タカオカ，ハラダ，ヤノ，トミサキ看護師

雇用なき連携が新しい可能性を生む

医師が看護師を雇用した場合，看護師は自然と医師の補助，サポートをしようと努めます。また医師も雇用した以上は，自分の思ったとおりに看護師が行動することを求めます。しかし，命令と指示が基盤となった関係では，看

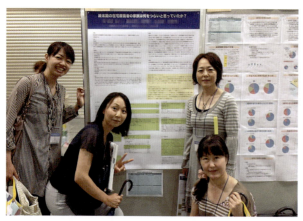

2014年，2015年の日本緩和医療学会ではポスター発表も
（写真は2014年のもの）

護師は自由に看護やケアを実践するようにはならないのです。

　雇用関係はないけれども，密接な関係を医師と看護師の間に作ることで，想像もしなかったような発想や行動が生まれ，より高いレベルの看護，ケアを実践できると僕は実感しています。医師の求める看護やケアだけではなく，看護師独自の発想による看護やケアを目指すことができると信じているのです。

　僕は，経営者として看護師を雇用するさまざまなリスクを回避し，それでもなおチーム医療を実践できています。人材に恵まれた稀有な状況かもしれません。それでも，雇用なき連携へと発想を変えることで，新しい可能性を見つけることができました。良いチームをこれからも維持するには，自分が進歩し続けること，チームのプライドが高まること，そしてインセンティブも必要です。さらに一人ひとりが仕事を通じて，幸せを感じることができるような取り組みを考え続けなくてはなりません。

　患者や家族のために，ともに責任を感じて活動している看護師へのインセンティブとして，日常の感謝の言葉だけではなく，小さなプレゼントももちろん必要です。気の利いたアイデアを凝らした言葉とインセンティブをこれからも用意したいと思います。

「看護師は雇うな」。
雇用なき連携へと発想を変えることで，
新しい可能性を見つけることができました。

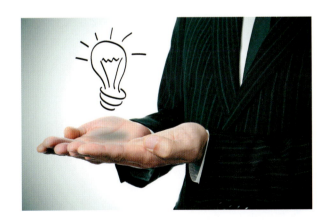

「何かを書くということ」について僕の思うこと

初めての連載

　皆さんは何か連載をしたことはありますか？　本書は金原出版のホームページで連載した内容が元になっているのですが，実は僕にとってこの連載は初めての経験だったのです。毎週原稿を必ず書き，事務のミズカミさんに校正してもらった後，自分で推敲し，金原出版のヨシダマミコさんに送り，校正された原稿をさらに推敲し，そして，ブログ形式でアップしていました。

　最初は，毎週書きためていけば書籍化するときにもきっと楽だと思い，大まかなあらすじ（目次）を決め連載に臨みました。しかし，いざスタートしてみると，これほど大変な道程だったのかと，半ば後悔しつつも，毎週木曜日にはどんなことがあっても，必ず4000字程度の原稿を書き続けていました。

　今日はその執筆の日なのですが，地元の病院での研究会があり，帰宅時間が遅くなってしまいました。木曜日もあと数時間で終わりです。今日のように時間がないと，今週はついに原稿が書けず金曜日に持ち越すのかと，心のなかで葛藤が始まります。

　「別に1日遅れても原稿は間に合うよ。明日やればいいじゃないか」という声と，「今までずっと木曜日にやってきたのだから，今日やらないと明日もきっと書けないよ」という声が聞こえてきます。悪魔と天使の囁きに振り回されつつ，今夜もこうして原稿を書いています。

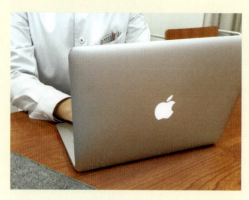

すでに何度か地面に落下し，所々へこみと傷が目立つMacBook Air。2011年から使っている

Column

執筆は音楽を聴きながら

前著の『患者から「早く死なせてほしい」と言われたらどうしますか？』（長いタイトルですね．実は自分でも正確に覚えられないのです．出版社では「早死（はやじに）本」と略されているそうです）を執筆したときも，多くの論文を書いてきたときも，そして今も，2011年モデルのMacBook Airがお供してくれています．このMacBook Airでないと，どうも原稿がうまく書けないのです．今回はそのことについて考えてみようと思います．

執筆はいつもPages（Apple製のワープロソフト）で行っています．画面には常に文字数が出るように設定しています．そして，メールやブラウザ，Twitterを含めたあらゆる雑音が入らないようにして，音楽を聴きながら執筆します．

時には，iTunesのラジオでジャズを聴きながら，時にはEDM（Electronic Dance Music）を聴きながら，また気持ちが乗らないときには，お気に入りのショスタコーヴィチや，ラフマニノフの曲，あるいはKIRINJIの歌を聴きながら執筆しています．今はチャイコフスキーの弦楽四重奏曲を聴きながら，

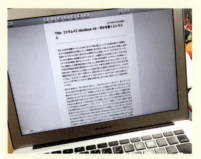

原稿の執筆はいつもPagesで行っている．もちろんこのコラムも

集中力を高めています．

僕は昔から，何か音楽を聴きながらでないと集中できないのです．大学受験も大学時代の勉強も，国家試験対策も必ずといってよいほど音楽を聴いていました．音楽を聴くのは僕の集中するときの習慣というより，ルーティンです．

患者から「早く死なせてほしい」と言われたらどうしますか？
http://www.kanehara-shuppan.co.jp/books/detail.html?isbn=9784307101721

117

クオリティを維持するために,規則性を大切に

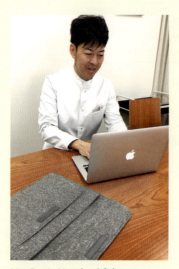

MacBook Airでないとうまく
執筆できないのは何故?

さて,MacBook Airでないとうまく執筆できないのはどうしてでしょうか。そして,「書くということ」について考えてみました。

連載のように,まとまった期間原稿を書き続けていると,今まで思ってもいなかったことに気を遣うようになりました。まずフィジカル,身体のことです。身体の状態は毎日刻々と変わっています。僕を含めて健康な人達は,絶えず揺らいでいる自分の身体を理性の力で押さえつけて毎日を過ごしています。

早くに目が覚める朝も,もう少し眠っていたい日も,変わらず同じ時間にベッドから出て,朝食を食べます。日によって身体は違う栄養を求めているかもしれないのに,毎日同じような食事を繰り返します。理性でもって,毎日の営みを揃えているのです。いわば脳が身体を支配する生活です。

連載を始めるまでは,僕は個人のブログを「自分が書きたいと思ったときに書きたいことを書く」というスタンスでやってきました。それはそれで良いものを書けるときがあるのですが,〆切も期限もない楽な状況では,仕上がりにムラが出てきます。クオリティが一定ではないのです。しかし,連載は一定のクオリティを維持しながら長く続けなくてはなりません。身体のコンディションを一定に保つような工夫が必要になるのです。

作家の村上春樹は『職業としての小説家』(スイッチパブリッシング,2015)の中で,長編小説を書くことについてこう述べています。「長編小説を書く場合,一日に4000字書くようにしている」こと,そして「気が乗るときも乗らないときも,同じく4000字を書くこと,勢いがある時はたくさん書いちゃうようなことはしない」,さらに「長い仕事をするときには,規則性が大切な意味を持ってくる」と。

僕も執筆作業への向き合い方に,同じことを感じるようになりました。いつも同じ曜日に,同じ分量だけ必ず書く。気が乗らなくてもひとまず書き,そして次の日にまた書き直す。そんな1週間を過ごしています。この規則性,ルーティンを維持するために,いつもと同じMacBook Airに向き合い,そし

Column

て同じ場所で書くようにしているのです。お酒も極力控え，ほぼ毎日のようにジョギングし，夜更かしも早起きもせず，ただただ毎日を同じように過ごしていくことが，連載を続けるために必要だと気がつきました。

連載に限らず，同じクオリティで仕事をし続けるプロはみんな，毎日の規則性をとても大切にしています。毎朝神社にお参りする外科医も，毎昼同じコーヒーを飲む内科医も，毎夜バーに通い詰める開業医も，同じく規則性を生きているのです（すべて実在する医師です）。

リズミカルな文章を生み出すアプリケーション

受験勉強も，仕事も，執筆も，僕はそうやって規則性を大切にしてきたことに改めて気づかされました。規則性を維持するための道具は，心地よい，なじみやすいものでなくてはなりません。そして，今や執筆はペンや鉛筆で紙に書くのではなく，キーボードを叩くことなのです。紙に文字を書いていたときよりも，キーボードを叩くことはリズミカルな動作です。このリズムが一定になるようなキーボードやアプリケーションが，リズムのある文章を生み出します。

リズムを乱すような操作があるアプリケーションを使わないために，僕はWordではなくPagesを使っています。仕事では，カルテの入力をJedit（テキストエディタ）で，診療情報提供書の下書きをMail（Apple純正のメールソフト）で書いています。いつも同じ規則性とリズムが生まれるような工夫が，長く何かを続けるときには大切なのだと最近よく思うようになりました。

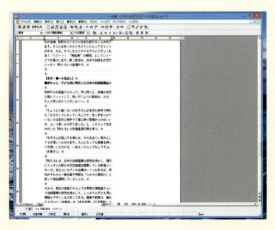

親友のライターであるハコダさん愛用の一太郎の画面（99年版一太郎10）。
ハコダさん曰く，「ワープロソフトは万年筆みたいなもの」

119

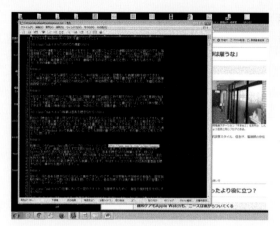

編集のヨシダさん(本連載担当)が愛用しているのはMS-DOS風に設定した秀丸

　親友のライターであるハコダさんは，いまだに一太郎(ジャストシステムのワープロソフト)でないと原稿が書けないと，いつも真剣に話しています。きっと，彼なりの規則性とリズムが一太郎にはあるんだと思います。僕にはさっぱりわからないのですが。また，編集者のヨシダマミコさんは，昔のPCのMS-DOS風に設定した秀丸(テキストエディタ)でないと原稿が書けないと力説しています。彼女なりのこだわりがあるのだと思います。これまた僕にはさっぱりわからないのですが。

　村上春樹は，期間限定のファンの交流サイト「村上さんのところ」で，MacのEGWord(開発元はすでに解散，現在はネットオークションでも入手が難しい)とATOK(ジャストシステムの日本語入力システム)の組み合わせで執筆していると書いていました(このソフトは，縦書きがサポートされていたからでしょう)。僕もかつてはEGWordを愛用していました。このように良いリズムが生まれる道具は，人によって違います。自分の手になじんだ楽器での演奏が一番良い表現ができます。自分の気に入った筆で描いた絵が一番美しいはずです。

　この楽器，MacBook Airを僕はとても気に入っています。画面がより高精細なMacBook Proも持っていますし，画面が広いiMac(27インチ)も持っています。それでも，MacBook Airでないと，気に入ったリズムがどうしても生まれないのです。

　そして執筆活動の規則性，ルーティンの一部になったMacBook Airと向き合ったとき，僕は観念して心の葛藤を吹き飛ばし，集中力を高めながらひたすら文章を生み出すことを始めます。時に捗り，時に澱みながら，キーボードで色んなリズムを奏でています。

　論文でも，ブログでも，小説でも何でもよいのです。皆さんも何かを書きたいと思ったら，自分の規則性とリズムを強く意識してみてください。

Column

書きながら，話しながら —— 内容は変わっていくほうが面白い

そして，もう一つ。内田樹先生は『街場の文体論』（ミシマ社，2012）でこんなことを述べています。「書き始める前に，頭の中ではもう『書くべきこと』が全部そろっていて，ただそれを順次『プリントアウト』しているだけだと思っている人がいるかもしれません。違いますよ。自分がこれから何を書くことになるのか，書く前にはわからないのです」と。このコラムもそうですが，最初書こうと思っていたスケッチは，頭の中に確かにありますが，結局どういう内容になるのか自分もわかっていないのです。

学会や研究会で他人の発表を聞くときがあります。多くの人はプレゼンテーションの内容をあらかじめPowerPointにまとめて，映写しながら話しています。こういう話は，大抵それほど強い興味をひきません。

僕の経験でも，筋書きのない話を「この人は，この話にちゃんとオチをつけて着地することができるのだろうか」と，どこかはらはらして聞いているときが一番集中力が高まり，知的好奇心を刺激されます。話している人も，自分の口が自分の思考よりも一歩先に行っているようなおかしな感覚をもちつつ，即興でわくわくしながら話しているのが，こちらにも伝わってきます。僕は，そんな話を書きたいといつも思っています。さて，今回はうまく着地できたでしょうか。

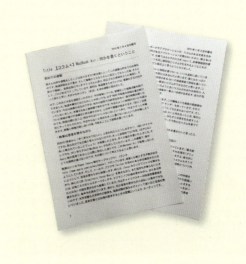

第15回 往診鞄と必要最小限の薬 「どんな鞄が便利か」

往診鞄の中身

　毎日，往診で持ち歩く鞄は，開業以来3回買い換えました。どれも一長一短で愛着もありますが，いま一度どんなものが便利なのかを考えてみました。「軽くて」「持ちやすく」「肩からかけられる」「薬や書類，診察道具が区分できて」「取り出しやすい」ものが，僕が求め続けている鞄です。

　まず往診は，自動車で移動し，そして助手席に置いた鞄を持ち，歩いて患者の家に向かいます。いつも近隣の路上に駐車してから「駐車禁止除外指定車標章」を提示して，時には坂道を上がり，時には階段を上っていきます。

　二つの鞄のうち，一つには書類と薬が，もう一つには診察道具と治療用の道具が入っています。できるだけ軽くまとめたいのですが，たとえ年に1,2回しか使わないものでも，つい詰め込んでしまうので段々と重たくなってきます。

　以前，テレビで小児外科医の山髙篤行先生が，病棟の中でもキャリーバッ

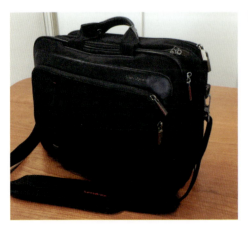

現在使っているメインの往診鞄
（サムソナイトのビジネスバッグ）

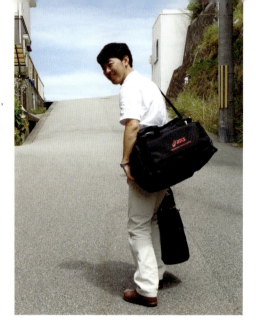

開業当初に持ち歩いていた，アシックスのスポーツ用救護バッグ。今の定位置は往診車のトランク

　グを引き，今扱っている仕事の書類すべてを絶えず持ち歩いている姿を見ました（2015年3月16日放送，NHK「プロフェッショナル　仕事の流儀」）。どこでも仕事ができるようにとおっしゃっていましたが，恐らく，このキャリーバッグの中の書類は，入れたまま外に出すことのないものも多いのではないかと想像しました。僕も同じだからです。

　僕は毎日，往診鞄と，書類と弁当の入った鞄の二つを持って自宅を出ます。医院に行き，さらに目を通すべき書類を鞄に入れて往診に向かうのですが，結局は一度も目を通さないまま，一日を鞄の中で過ごす本や書類がたくさんあるのです。もしかしたら，わずかに空いた時間に読むかもしれないと思いながらも，結局そんな時間はどこにもなく一日が過ぎていくのです。わかってはいるのに，つい持ち歩いてしまうのです。

　往診道具も同じで，「どうせ使わないもの」でも年に1回でも使えば，もしかしたらまた要るかもと考えてしまい，段々と荷物は増えてきます。爪切り用のニッパー，傷の処置に使うピンセット，イソジン消毒のセットなどなど。日常ではほとんど使わないものも，つい持ち歩いてしまいます。さすがに最近は学習して，点滴のセットを持ち歩くことはやめました（500 mLの点滴セットを持ち歩くと，0.5〜1.0 kgの重さになります）。

しかし，一度患者の家に入ってから必要なものが出てくると，車まで取りに行くことになります。大抵，点滴をするときです。携帯型の点滴棒と点滴のセットを取って，また家に戻り，患者に点滴します。エレベーターのない公団住宅の4階に行くときなどは，その行き帰りを考えると，たとえ空振りに終わっても重たい荷物を背負って階段を上るか，はたまた階段を2往復するかいつも迷います。

軽くて使いやすいメディカルバッグ vs. 書類を入れるのに適したビジネスバッグ

さて，僕の最初の往診鞄は，恩師である八木安生先生からいただいた開業祝いのAmazonギフトカードで購入した，アシックスのスポーツ用救護バッグでした（サッカー選手がグラウンドで倒れて起き上がれないとき，救護者が持って走るやつです）。軽くて，区分けができ，持ち運びしやすいものです。「メディカルバッグ」と検索すれば，色んなものが見つかると思います。

このバッグの欠点は，医師らしくないことです。部活のジャージが似合うデザインは，白衣の医師が持つにはどうかと思いますが，軽くてたくさんの物品が収納できるので，使いやすいのも確かです。今は，「もしかしたら使うもの」を詰め込んで，自動車のトランクに置いています。

自宅から職場，時には出先でも使うメインの往診鞄は，最初はDIESELの黒いショルダーバッグを使っていましたが，今はサムソナイトのビジネスバッグに変えました。A4の書類を入れていても，中でぐしゃぐしゃにならないのが必須の条件です。本当は，床に置いたとき倒れないものが欲しかったのですが，このバッグはバランスを取って起こしていても，油断するとコロンと横倒しになってしまいます。残念。中には，処方せん，患者，家族に渡す書類の入ったファイル，目を通すかもしれない書類，注射薬のアンプル，内服薬，鍵，財布，iPhone等が入っています。

もう一つのサブの往診鞄には，聴診器，血圧計，パルスオキシメーター，

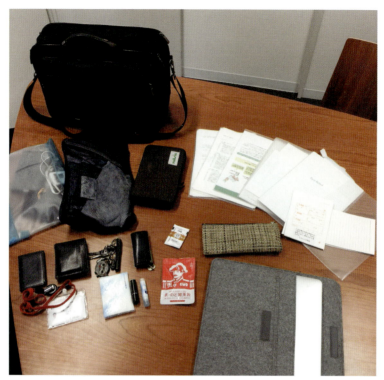

メインの往診鞄の中身。処方せん，書類，注射薬のアンプル，
内服薬，鍵，財布，iPhone等が入っている

　診療用ハンマーといった診察道具と，緩和ケアに関するパンフレットが入っています。軽くて，開いたときにすべての道具が視界に入るもので，ARTPHEREのビジネスバッグを使っています。

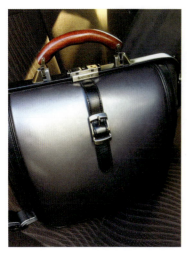 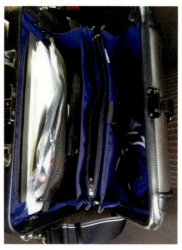

サブの往診鞄（ARTPHEREのビジネスバッグ）。聴診器，血圧計などの診察道具が入っている。聴診器は医学生のとき，父親から贈られたものを今でも使っている

往診に持っていく必要最小限の薬

　次に，持ち歩く薬について書いておこうと思います。注射薬は，普通の在宅医が持ち歩くような，ノルアドレナリン，アトロピンなど救急用の蘇生に関する薬はほとんどなく，ステロイド薬（デキサート），制吐薬（抗コリン薬のブスコパン，抗ヒスタミン薬のポララミン），鎮痛薬（トラマール，ロピオン）といった緩和ケアに必須の薬ばかりです。持ち歩きには携帯型のアンプルケースが便利です。

　冷所保存の薬は持ち歩けないので，ハイスコやリンデロンは持ち歩けません。また，モルヒネのように鍵付きの金庫で保管する麻薬の類も持ち歩けません。

　内服薬は，鎮痛薬（ロキソニン，ナイキサン，カロナール，トラマールなど），制吐薬（ナウゼリン，プリンペラン），抗菌薬（セフゾン，ジスロマック，クラリス，クラビットなど），その他，抗精神病薬，睡眠薬，整腸薬を持ち歩いています。

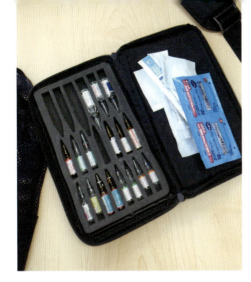

注射薬は，便利な携帯型の
アンプルケースに入れている

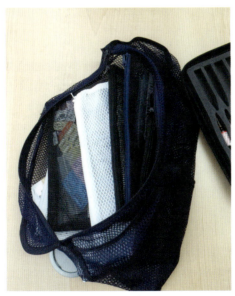

内服薬。薬剤は，いつも鞄に
入れて肌身離さず持ち歩いている

　緩和ケアに関連した薬だけではなく，感冒や急病に使用する薬も数日分持ち歩いています。例えば，発熱し吐き気のある患者に，カロナール，ナウゼリンを処方したら，すぐに服用する1日分はその場で僕から手渡し[注]，翌日以降の薬の処方せんを発行します。
　車内に鞄を残して盗難に遭うと大変なことになりますから，注射薬と内服薬はいつも鞄に入れて肌身離さず持ち歩いています。

注）医師法第22条においては，「医師は，患者に対し治療上薬剤を調剤して投与する必要があると認めた場合には，患者又は現にその看護に当つている者に対して処方せんを交付しなければならない。ただし，患者又は現にその看護に当つている者が処方せんの交付を必要としない旨を申し出た場合及び次の各号の一に該当する場合においては，この限りでない。」とされています。「各号」は一から八までであり，そのうち，「五 治療上必要な応急の措置として薬剤を投与する場合」が本内容に該当します*1。

車内温度との闘い ── 訪問診療を最も妨げるもの，それは日本の夏

　今までいくつかの鞄を使ってきましたが，実は僕が一番求めていることは「保温」なのです。日々の往診を最も邪魔するものは，夏の暑さです。特に，真夏の車内の温度は駐車中にどんどん上昇し50℃に達することも度々です。7月半ばから9月半ばまでの2カ月間は，往診の医師にとっては一番つらい時期です。水分補給をしながら，汗だくになりながら活動しています。

　日陰に車を停め，少しでも車内の温度が上がらないようにと工夫しても，30分の往診から車に戻るとやはり温度は上がっていて，まるでサウナのようです。人間は体温調節ができるのでまだ良いのですが，診察道具は車内に置くとすぐに温度が上がってしまいます。夏の間は非常用のリンゲル液や生理食塩液の点滴ボトルも車内に置けなくなります。一時は釣りに使うようなクーラーボックスを使ってみましたが，持ち歩く自分のかっこ悪さにやめてしまいました。

　反対に冬になると，車内に置いた聴診器が冷えてしまいます。冷えた聴診器を当てられた患者はきっと不快な思いをするだろうと，いつも少しでも温め

*1：医師法
http://law.e-gov.go.jp/htmldata/S23/S23HO201.html

ようと診察前に手で包み込んでいます。

　在宅医療と訪問診療を最も妨げるのは，この温暖化した日本の夏の暑さです。診察道具や点滴などの薬が，夏は温まらず，冬は冷えない。そんな往診鞄があればなあと思いながら，あちこちの店を眺めています。

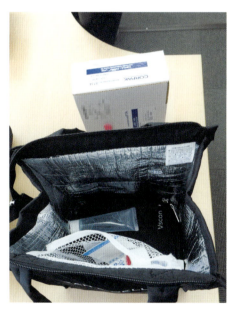

DEAN & DELUCAの保冷バッグ。保冷剤を入れ，採血をした後の検体を入れておくために主に使っている

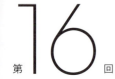

訪問薬剤師を鍛えろ
「処方せんに載らない物品を調達せよ」

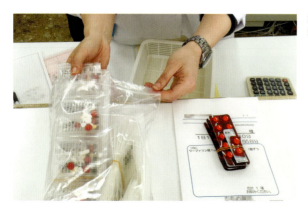

訪問薬剤師の
新たな使命とは？

在宅医療の場では，いつでも必要な物品があるとは限らない

　ある患者を診察したときのことです。いつものように定期的な血液検査をするべく，往診鞄から注射器を取り出し，駆血帯を巻き，血管を探し針を刺しました。子どもの頃から手先が器用だった僕は，研修医時代から採血や点滴の針を刺すことは得意でした。他の医師や看護師がうまく針を刺せないときに，レスキュー係としてよく手助けをしていました。しかし，その日に限って，3回針を刺してもうまくいかないのです。さあ，どうしたものかと額に汗が出てきました。

　不思議なもので，「外すかもしれない，うまくいかないかもしれない」と思うと，うまくいかず，「絶対うまくいく，一度で成功する」と思うと，うまくいくものです。しかし，医師や看護師ならば誰しも経験があると思うのですが，それでもどうにもうまくいかないときもあるのです。何度も失敗し，何度も針を刺すため患者は気の毒です。痛い思いに耐えてくれているのがはっきりとわかります。また，人のよい方に限って，「次はうまくいくよ」と慰めてくださったりして，さらに失敗しては汗びっしょりになることを何度も経験しました。

そんなときには，まず道具を新しくします。それでも，なおうまくいかなければ手を変える，つまり別の人に処置を頼むのです。そうすると不思議なくらいうまくいくことがあります。その日も新しい注射器に替えて，さあと思ったときです。注射器の予備を持っていないことに気がつきました。

　当然ですが，在宅医療は患者それぞれの家で診療しますので，自分の往診鞄の中に新しい注射器がなければ，もうそれまでです。病院ならすぐに手に入る医療器具が，手に入らないのが在宅医療なのです。結局その日は，採血できずに帰ることとなりました。駆血帯や包帯ならば別の物で代用できます。しかし注射器だけは，家庭にある物で代用することはできないのです。

　また，別の患者に褥瘡の処置をしていたときのことです。褥瘡の診察をし，壊死組織をはさみで取り除き，お湯で洗浄し，ガーゼで圧迫止血してから，さあ最後の仕上げをと思い保護用のガーゼを探しました。ところが，患者宅のガーゼは使い切ってしまっており，間の悪いことに手持ちもありません。その場は簡易のガーゼで保護しましたが，やはりベストの処置とはいえませんでした。

ロジスティックスの整備が在宅医療の肝になる

　在宅医療では病院と違い，いつも最適な医療物品，衛生材料を使えるとは限らないのは確かです。しかし，だからといってベストな処置ができないことに僕は苛立っていました。もちろん，医院に戻れば医療物品は揃っています。注射器も，針も，点滴のルートも，褥瘡に用いる専用の保護シートだってちゃんとあるのです。

　日常ありとあらゆる物を持ち歩くのは非現実的です。また衛生的にも，常に持ち歩くのには問題があります。訪問看護師の日々の報告や，前回の診察から予測して，その日に使う物をその日に持って行くようにはしていても，予想外の処置が必要となったときには，物品を医院まで取りに戻らなくてはなりません。

　もちろん，ガーゼなどの衛生材料，膀胱留置カテーテル，採尿バッグ（い

わゆるハルンバッグ）といった物品を，僕が問屋から仕入れて，往診のたびに運ぶことは可能です。現に，多くの在宅医療のクリニックでは，医師やクリニックの看護師がそれぞれの患者に必要な物品を運んでいます。

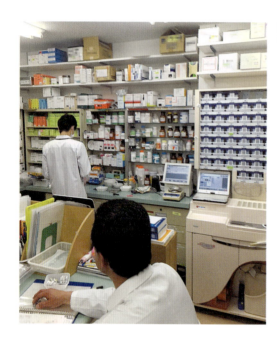

薬局が在宅医療の
ロジスティックスを担う

　この，物品を運ぶロジスティックス（物流管理）の整備が，在宅医療の肝になるのだと診療活動を通じてわかってきました。また，もしそこに物品がなければ，そこそこの代用品で切り抜けようとしてしまうのも，自然の成り行きとして実感するようになりました。
　例えば，スーパーやコンビニで売っているビニール袋（穴あきならなお良い）が褥瘡のドレッシング材として代用できるのです。僕も近くのコンビニで穴あきのビニール袋を調達し，その上から尿取りパッドをあてて，褥瘡の保護をしたことがあります。しかし一方で，在宅医療でラップ療法が普及するのは，ロジスティックスが未整備であることの証なのではないかと思うようにもなりました。

訪問薬剤師がありとあらゆる物品の調達・管理を担当する

　そこで，僕の在宅チームでは，訪問薬剤管理指導を実施している薬剤師にロジスティックスを担当してもらうことにしました．

　通常の在宅診療では，医師が患者宅に往診し，診察後に処方せんを発行します．その処方せんは，主に患者の家族が家の近くの院外薬局に持って行きます．しかし，独居であったり，老老介護で家族も外出困難であったり，同居人も認知症で日々の薬の管理ができなかったり，がんの末期患者で家族も家を離れることができない場合などは，保険薬局に訪問薬剤管理指導を依頼します．

　医院から処方せんの内容をあらかじめFAXや電子メール，iPhoneで送っておくと，薬剤師が患者宅まで処方薬を持って行き，その場で薬の服用方法を指導，残薬の管理をし，お薬カレンダーを壁に貼り，毎日服用する薬をセットするのです．

　しかし，実際に仕事をしてみると，多くの薬剤師は患者のベッドサイドまで行くことはおろか，玄関先で家族に薬を受け渡し，靴を脱ぐことなくそのまま帰るようなことも度々でした．これでは，訪問薬剤管理指導は成立しません．医師や看護師は患者に触れなければ仕事ができませんので，当然ベッドサイドまで行きます．しかし，薬剤師に関しては「どうして患者と会わせる必要があるのか？」と考える家族もいるのです．

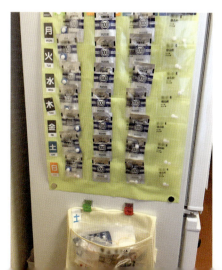

訪問薬剤師が薬をセットしている「お薬カレンダー」．服薬を間違えないよう一包化し，曜日・時間ごとに分けてある

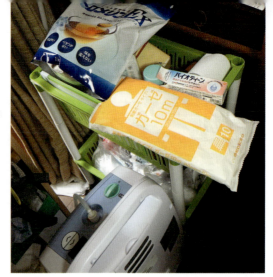

薬剤師が手配した衛生材料，介護用品(1)：ガーゼ，とろみ剤，口腔内乾燥ケア剤等

　自信を喪失し，どうしたらよいのかわからなくなった薬剤師に，処方せんに載らない医薬品以外の衛生材料，一般薬（いわゆるOTC医薬品）の受付や，医療物品，衛生材料の搬入を一緒にしてみてはどうかと提案しました．僕にしてみれば，物品の仕入れ，管理，運搬をしなくてもよくなります．医療物品，衛生材料は医院が負担しなくてはなりませんので[注]，薬局から医院に実費を請求してもらい，仕入れから運搬までを任せることにしました．
　そして，訪問薬剤師にも週1回のカンファレンス，日々の情報伝達のメッセージ（iPhoneやiPadを使ったiMessage）に参加してもらい，必要な物品を一緒に検討するようにしました．訪問看護師や薬剤師から新しい治療の提案があれば，ともに吟味し，医師である僕の指示のもと，治療，処置を変更していきます．
　薬剤師には，患者の状況も報告するようにお願いしました．例えば，患者が必要とするガーゼの寸法を測ったり，褥瘡や創傷を見て，どのようなドレッシング材が適切か報告してもらうようにしたのです．さらに，医師や看護師が訪問しない日の患者，家族の様子や状況を，メッセージを通じてチーム全体で共有するようにしました．
　また，高度な服薬管理も依頼するようになりました．がんの痛みに対して医療用麻薬を使い始めたら，その翌日の痛みや副作用がどうであったか，薬剤師から患者の状況を報告してもらい，必要があれば往診することにしました．
　さらには，嚥下しやすい栄養補助食品を探すことも始めました．食品は自

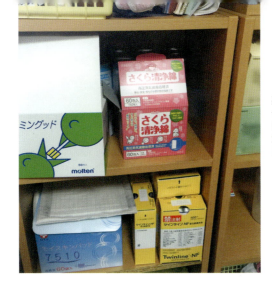

薬剤師が手配した衛生材料,
介護用品(2):
口腔清拭用スポンジブラシ,
洗浄綿，経腸栄養剤,
ドレッシング剤等

費扱いで処方せんには載りません。誤嚥性肺炎を繰り返す高齢者や，食欲の落ちたがん患者でも食べやすい食品を探し，調達する仕事も薬剤師が担当しました。

　その他，ストーマに関連した物品の調達，自己血糖測定の消耗品の調達，風邪薬や胃薬などの一般薬の調達，介護用品（リハビリ用のシューズ，簡易のコルセット），食べ物にとろみをつけるための調整食品など，ありとあらゆる物品（商品）を薬剤師が扱うようになったのです。薬剤師のお陰で僕は，診療に専念することができるようになりました。

注）在宅時医学総合管理料を算定している患者の衛生材料（脱脂綿，ガーゼ，絆創膏）は，在宅時医学総合管理料に含まれます。したがって費用は診療所が負担します。注射器，注射針，翼状針，カテーテル，膀胱洗浄用注射器，クレンメ等も管理料に含まれるため，患者が費用を出すのではなく医療機関から提供しなければなりません。また在宅患者訪問薬剤管理指導を行っている保険薬局に，必要な衛生材料等の提供を指示することができると明記されています（参照：在宅療養指導管理料の一般的事項(12)．診療点数早見表，医学通信社，2014年4月版，p291）。
さらに，平成28年度診療報酬改定でも，衛生材料等の提供についての評価がされることとなりました。こちらは，在宅時医学総合管理料を算定していない患者に該当すると思われます*1。

---

*1：特定保険医療材料等の算定の明確化．総-1「個別改定項目について」，
　　中医協総会（第328回）議事次第，p142，平成28年2月10日
　　http://www.mhlw.go.jp/file/05-Shingikai-12404000-Hokenkyoku-Iryouka/0000112306.pdf

在宅医療には採用品目の「しばり」がない

　さて多くの方は，在宅医療は病院と違い，最新・最先端の治療ではないと考えておられるのではないでしょうか．確かに，レントゲンやCTといった大きな機器は家へ持って行くことはできませんし，大きな手術もできません．しかし，薬や衛生材料，介護用品は在宅医療のほうが最新・最先端ともいえるのです．

　なぜなら多くの病院では，薬を含む物品の採用品目があらかじめ決まっており，市場に出ているすべての薬や衛生材料を使うことができません．使える薬は特例を除きすべて決まっているのです．新製品もすぐに採用されるとは限らないので，病院に勤務していた頃には，新しい医療用麻薬を使いたいと思っても，すぐには使えませんでした．

　しかし開業してからは，どんな薬でも処方せんに書けば処方できますので，薬物治療という意味では最新の治療ができます．また衛生材料も新しいものを使えますし，幅広く選ぶこともできます．開業してからのほうが，ガーゼ，テープ，褥瘡のドレッシング材，栄養剤などの知識が広がりました．今のほうが個々の患者に必要な薬，衛生材料を自由に使えるようになったのです．

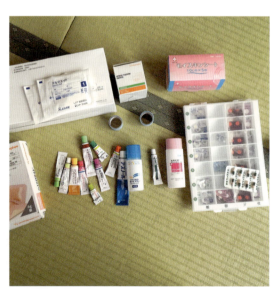

在宅医療では採用品目の「しばり」がないため，薬や衛生材料を幅広く，患者ごとに最適なものを選ぶことができる

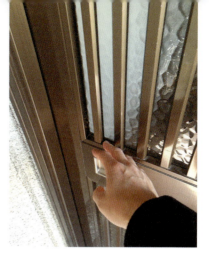

もう玄関先で帰されるような
ことはありません

　またベッドも，病院の何年も使われたものとは違います。介護保険を利用してレンタルしたベッドは最新式で，しかも傷のない美品が自宅に搬入されます。褥瘡予防のエアマットも，最新式のものがすぐに届きます。病院では，数の限られたエアマットを誰に使うべきか優先順位を考えなくてはならないことがありました。入院しているよりも，在宅療養しているほうが，ずっと質の高い治療ができるともいえるのです。

　さて，在宅医療を実践するうちに，医師，看護師，薬剤師，ケアマネジャー，ヘルパーといったチームの関わりを通じてとても面白いことがわかりました。それは患者，家族が，特に医師である僕や看護師には話さないような，とても人間味あふれた話を薬剤師にはしているということです。優れた薬剤師は，患者の人間的な魅力を引き出し，家族の愚痴を見事に吸収するのです。

　これは病院に勤務していたときにはなかったことです。「先生には話せないことなんだけど……」と薬剤師に語る話には，患者としてではなく，その町で生活してきた生活者の香りがぷんぷん漂ってきます。そんな話に僕も看護師も好奇心がそそられ，一個の人間としての患者への理解が深まっていくのです。

　僕が中学，高校のときに熱中したロールプレイングゲーム「ドラゴンクエスト」では，商人がパーティー（チーム）のなかにいました。戦士や魔法使いのような派手さはないのですが，パーティーに大きな利益をもたらす大事な存在でした。僕は薬剤師にこの商人の姿を重ねています。医師や看護師が，より優れた武器で戦えるよう，奔走し調達する優れた薬剤師の働きを僕はとても尊敬しています。

Column

新城式のグッズ活用法

■ 往診車アクア：車の細工

往診車選びのポイントは？

　僕が開業しようと決めたとき，最初に探したのは往診車でした。どんな車にしようかと，色んなカタログやネットを見てわくわくと想像を膨らませながら物色しました。1年前に開業した，ゴシマ先生のルノー・カングーのように奇抜な車にするか，長時間過ごす車の中が快適になるよう，シートが上等な小ぶりのレクサスにしようかと楽しい迷いでした。買い物は買うまでが楽しい。

　しかし，僕の活動地域は道が狭く坂道が多いことから，やはり車幅の狭い車のほうがよいと思い始めました。また，いかにも往診に来ていますといった医院のステッカー付きの業務車は自分のセンスにあいませんでしたし，もろ開業医というような高級車で往診するのも，気恥ずかしくて自分には耐えられそうにありませんでした。

　目立たない，ありがちな，車幅の狭い普通車として頭に浮かんだのは，ちょうどその頃発売直前だった，小型ハイブリッド車のトヨタ「アクア」でした。他の車にも未練があり迷っていたのですが，たまたまママチャリで三男を送迎する途中，通りかかったトヨタの店に入り，その場で「アクア予約します」と第一声で購入を決めたのです。

　このハイブリッド車購入の決め手は，やや古い言葉となりましたが，ギルティーフリー（guilty free）でした。アクアは，有限な化石燃料の消費が少ない環境に優しいエコな車……というよりも，何か悪いことをしているような自分の有責感を緩和するための車なのです。

　ハイブリッド車は想像以上にパワーもあり，燃費はかなりよく，20km/Lは走ります。しかし一方で，こ

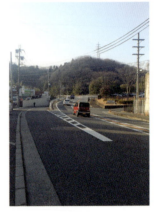

毎日の活動をともにする往診車。
どんな車が最適か？

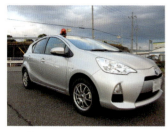

往診車に選んだのはトヨタ「アクア」

の「去勢されたような」走りに男としてはがっかりするのも否めません。しかも、まるで自分の部屋のように長時間過ごす空間としては、そのチープな内装に、二重にがっかりしてしまうのです。

世のおじさんが、「職場で、家庭で冷遇され、ありのままの自分に戻れるのは行き帰りの車の中だけ」という悲しい話がそこここにあるくらい、おじさんにとって車というのは、生活のなかで自分を保つための大事な場なのです。知らんけど（どうでもよいのですが神戸に来て早10年以上、この関西のおばさん特有の「知らんけど」をやっと少し使えるようになってきました）。

ホスピスカー・プロジェクト ── アクアを緊急自動車に改造！

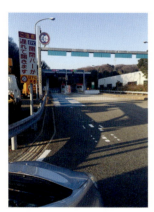

緊急呼び出しでスピード違反取り締まりに遭遇……

さて、開業後1年が経ったある夏の日のことです。遠方の患者から、急な呼び出しがありました。電話の様子から生命の危険も伴う急変と察しました。一刻も早く駆けつけようと、医院からほど近い高速道路の入口まで、緩やかな下り坂の直線の一般道を走りました。

しかし、やはり気が焦っていたのか、いつもなら制限速度で走る道を、さーっと過ぎてしまったのです。すると、高速入口からわずか手前の分岐に立っていた警察官に側道に案内されました。「や、やられた……」側道には、すでに同じように停車させられた人達が複数名。そして、折りたたみ式の椅子と机で集団サイン会です。そう、スピード違反のねずみ捕りにあってしまったのです。

警察官は青切符を見せ、極力こちらを怒らせないように、「急いでいましたか、大変でしたねえ」などと話しかけてきます。白衣姿の僕は、「すぐに行かないと、患者が大変なことになっているんだ！」と事情を必死に話しました。あわよくばと思いましたが、警察官はあっさりと「わかりました！　では早速サインをお願いします」と、速やかに手続きを進めてくれました。

Column

新城式のグッズ活用法

　その後，患者を診察して緊急入院の手配をしました。腹の虫がおさまらないまま帰路につき，どこかで読んだ「ホスピスカー」のことを思い出しました。このホスピスカーというのは，正式には「在宅ホスピスにおける医師の緊急往診に使用する自動車」のことで，平成21（2009）年より道路交通法の規制緩和に伴い認可されたものです*1。

　ホスピスカーは在宅療養支援診療所の医師が，末期がん患者の苦痛の緩和のため，急行することが必要な場合に使用できます。しかし当時，僕の周囲でこの自動車の認可を受けている知り合いはいませんでした。そこでネットで探し，福岡県糸島市でホスピスカーを実際に運用している，さくらのクリニックのサギサカ先生にメールで連絡し，その詳細を丁寧に教えていただきました。

　新しもの好きの僕は，すぐにこのホスピスカーに挑戦しようと決めました。そこで，元々自動車整備士の経験のあった事務のスズキさんに，「ホスピスカー・プロジェクト」を託したのです。

　まずは，アクアをどうやってホスピスカーに改造すればよいのか調べることから始めました。その手順は，福岡のサギサカ先生からある程度教わりましたが，何せ，神戸市，兵庫県はおろか，関西地区でも前例のないことです。作業を引き受けてくれる自動車修理工場を探すあてもありません。しかし，スズキさんがかつて付き合いのあった，修理工場の社長さんに声をかけ，兵庫県警に事前説明と準備のため面談を繰り返し，医院の活動内容や，緊急往診の状況について話し合ってくれました（実は僕は一度も県警に行っていません）。

　県警の担当警察官は，好意的に準備を進めてくれました。まず，緊急走行に片道10km以上の走

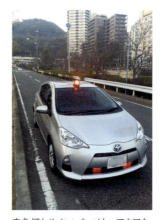

赤色灯とサイレンをつけ，アクアを緊急自動車に改造。サイレンを鳴らせば一般道での制限速度は80km/hrになる。

---

*1：在宅ホスピスにおける医師の緊急往診に使用する自動車
https://www.npa.go.jp/pdc/notification/koutuu/kouki/kouki20090330-2.pdf

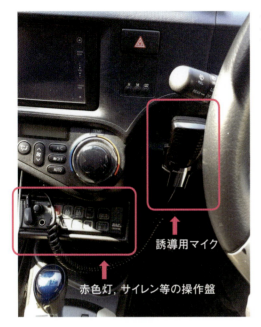

ダッシュボードの下に操作用スイッチ，ハンドルの後ろに他車誘導用のマイクを備えつけた

誘導用マイク

赤色灯，サイレン等の操作盤

行がないなら認可はしないこと，緊急往診の実績をすべて提出することを求められました。医院からの診療範囲は約5km未満，しかし夜間・休日の緊急往診のほとんどは自宅からですので，片道10kmを超えることとなり，認可を受ける目処が立ちました。

　サイレン，スピーカー，赤色灯を作っているパトライト社から部品を取り寄せるのにも苦労がありました。どのようなものが適切か，改造を担当した修理工の方が粘り強く交渉し，救急車タイプのサイレンと，マグネット着脱式の赤色灯を購入し，改造費を含めすべてを38万円で完成してくれました。

　車両の構造変更がないため，5ナンバーのまま，神戸運輸監理部で新しい登録票をもらい，自宅住所の管轄の警察署で緊急自動車の認可書類を受け取ることができました。

　ところで，赤色灯をつけている緊急自動車ですが，あの屋根でくるくる回る赤色灯がピーポーピーポーと音を鳴らしているとみんな思っているのですが，違います。実際に音が鳴っているのは，ボンネットの中に設置されたスピーカーです。アクアには，ダッシュボードの下に操作用のスイッチをつけてもらい，さらに他車誘導用のマイクも備えつけました。

ホスピスカー始動（動画）
https://www.dropbox.com/s/pywduu25se2ynsf/IMG_1137.m4v?dl=0

Column

新城式のグッズ活用法

> ホスピスカー始動！　緊急自動車運転のコツはどこで習う？

　仕上がりに満足し，地元の新聞にも取材され（実際は自分でニュースネタとしてFAXを送りました）喜んでいました。しかし，僕は大事なことに，当たり前でとても大事なことに気がついていなかったのです。そう，サイレンを鳴らして走れば，確かに制限速度は一般道で80 km/hrになりますし，一方通行や反対車線を逆走することもできます。そして，赤信号でも渋滞でも，すり抜けて走ることができます。オールマイティな運転ができるのです。

　僕は普段から一人で運転し往診に回っています。ということは，赤信号の交差点に入るときは，自分でマイクを通じて他の車に指示を出し，左右を確認しながら走らなくてはいけません。はっきりいって「かなり危ない」のです。実際に交通量が多い昼間には怖くてサイレンが鳴らせません。夜中のひっそりしたときだけサイレンを鳴らすようにし，徐々に慣れていきました。

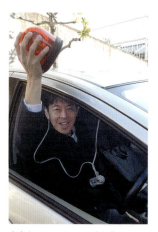

赤色灯をつけて，いざ出動！

　この緊急自動車の運転のコツというのをどのように学べばよいのかと，まずAmazonを探してみると，『消防自動車の運転・操作マニュアル』（東京法令出版，2008）という本があるではないですか。あまりにマニアックな本でしたが，早速購入し読んでみました。しかし，内容はがっかりしたものでした。僕が知りたかった，2車線の道路で，信号待ちの停車車両が多く，赤信号で止まっているところに，後ろからサイレンを鳴らして走ってきたときどうしたらよいのかは書いていませんでした。

　もちろん，一般緊急自動車のドライバーのための講習会はあります。受講は義務ではなく，しかも茨城県のひたちなか市で4日間です。仕事を休んでまではとても行けないと諦めたとき，ふと外を見ると目の前は消防署。早速消防署に「緊急自動車の走り方のコツを教えてください」と頼みに行きました。変

わった依頼でしたが，彼らは快くコツを教えてくれました。

例えば，先ほどのような状況なら，もうサイレンを止めて信号待ちをせよとのことでした。また最近のドライバーは，サイレンを鳴らして後ろから追いついても避けようとしません。緊急自動車は本当に慎重に，安全に走らなくてはならないのです。

その後も，月に1回はサイレンを鳴らして走行することがあります。2年も緊急走行をしていれば，段々と慣れてきましたが，やはりまだ運転の怖さとそして，なんともいえない気恥ずかしさがあります。道行く人，他のドライバーは「え，あの車一体何？」という顔で，この物静かで目立たないアクアを見送るのです。

この日本で1台しかないアクアで，今日も明日も往診をします。環境に優しいエコ商品を買った後は，つい利己的に振る舞いがちです（『自分では気づかない，ココロの盲点』池谷裕二著，朝日出版社，2013, p128）。この善行後の愚行をモラル正当化効果(moral credential effect)といいます。そこで**一番気をつけているのは，やはり安全運転**です。

とあるお宅で，「うちの近くの○○先生はな，この辺りの狭い道をあのでっかいレクサスでぶっ飛ばしていくんだ。危ないぞ。地元では悪い評判だ」という話を聞きました。やはり世間は見ています。地域に密着し，地域の人達のために働いているのですから，毎日の運転は当然見られているのです。そして，道行く人，前を走る車のドライバーもいつ自分の担当する患者，家族になるかわかりません。そんなことを思いながら毎日ハンドルを握っています。

第17回 24時間体制は負担なのか

在宅医療は推進の流れ。今後,医療者の負担はどうなる?

　在宅医療にきちんと取り組もうと考えると,まず24時間体制のことが障壁になります。現在の「在宅時医学総合管理料」という高額な診療報酬を算定しようとすれば,24時間体制は必須です。もちろん,緊急の呼び出しに対応せずとも在宅医療はできます。この管理料を算定しなければよいのです。しかし,昨今の流れとして,充実した在宅医療の提供がますます求められています。

　平成28年4月からの診療報酬改定では,小児科の開業医にも「小児かかりつけ診療料」が新設され,高額な診療報酬が設定されました。そして,「電話などの問い合わせに原則として常時対応する」と24時間体制が必須になっています。しかし24時間体制は,多くの開業医にとって,在宅医療を躊躇する大きな理由であることに間違いはありません。僕も,講演会や勉強会で何度も,この24時間体制についての質問を受けてきました。今回はその話をしようと思います。

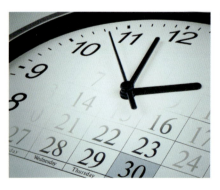

在宅医療における
24時間体制の障壁

ホスピス病棟での看取りの体制

　僕が医師になってそろそろ20年。以前にも書きましたが，職場から24時間呼び出される可能性のある生活がずっと続いています（オンコールともいいます）。もちろん多くの日は，呼び出されることはありません。ホスピスで働いていたときは，上司と二人で毎日のオンコールを振り分けていました。それでも，毎日，毎夜，携帯電話を枕元に置く生活は続いています。

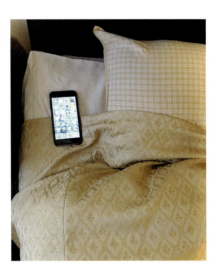

常に携帯電話を
枕元に置く生活

　このオンコールによる心の負担というのは，20年間ずっと続いていることなので，その苦痛にも段々と無自覚になっていました。しかし開業前，非常勤勤務のみでどこにも所属していなかった数カ月の間，両親と家族を連れて旅行したときや，地元の研究会の後みんなでお酒を飲みに行ったときに，とても心が解放されて，身体の芯からリラックスしている感覚がありました。ああ，自分の心はいつもどこかで「オン」の状態になって，緊張していたのだと自覚しました。

　僕が勤務医だった頃は，呼び出されるとすぐに動き始めなくてはなりません

でした。出先にいても，夜に家で寝ていても，入浴していても，すぐに出かける準備をしなくてはなりません。夜間に電話で呼び出されると，大抵電話の指示だけで済むことはありませんでした。もちろん自分で運転して駆けつけなくてはならないので，オンコールの日はお酒を飲むこともできません。別のホスピスで働いていた医師（女性）も，入浴しているときにも電話が鳴るので，もう耐えられなくなってきたと話していました。

　僕が当時働いていたホスピスで調べてみると，診療している患者の大多数が時間外（夜または休日）に亡くなっていることがわかりました。そのため，すべての患者の看取りにきちんと立ち会おうと思えば，相当な負担になります。僕が勤務する前のことですが，ほとんど一人でホスピス病棟を支えていた先達の先生は健康を害してしまい，時間外の死亡確認は当直医に任せて，病院に来るのは基本的に翌日の朝にするというルールができました。

　例えば，木曜日の夜23時に患者が亡くなれば，ホスピス病棟の看護師が当直医に連絡し，死亡確認をします。そして，夜勤の看護師が遺体のケア（エンゼルケア）をして，金曜日の朝9時，日勤の医師，看護師が出勤してから皆で見送りをしました。多いときには一晩で3人の患者が亡くなることもあり，夜の間にすべての患者の看取り，見送りをするというのは，実際無理だったのです。

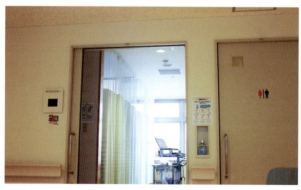

患者が亡くなりそうな日は頻繁に病室に足を運ぶことで，
家族の気持ちに応えることができる

しかし、どこかで「本当は自分が看取りをするべきなのに、初対面の当直医が死亡確認をするというのは、患者、そして家族にとって失礼極まりないことなのではないか」とも感じていました。

そこで2007年に、ホスピス、緩和ケア病棟の遺族調査を全国で行い、実際に遺族がどう感じていたのかをアンケート調査しました。その結果を「主治医による死亡確認や臨終の立ち会いが、家族の心理に及ぼす影響についての調査研究」という論文にまとめました*1。至って国内的な話題だったため、論文は日本語で書きました。

この調査で、家族は主治医による死亡確認や臨終の立ち会いを望んでいるが、もしできなかったとしても、心のつらさが強まることはなく、臨終までに頻繁に部屋に行くことで十分な対応であると考えていることがわかりました。亡くなりそうだという日には何度も部屋に行くことで、少なくとも家族の気持ちには応えているとわかり安堵しました。

訪問診療の24時間体制をどう維持するか──各医院の工夫

さて、開業してからは、在宅療養をする患者に月2回以上訪問診療(定期の往診)をすること、そして24時間連絡でき、さらに夜でも休日でも緊急の往診ができる体制を保証することで、高額な診療報酬を得ることができるようになりました。もちろん、24時間体制を組まなくても在宅医療はできます。ただ診療報酬は相当違います注)。

注)当院(機能を強化した在宅療養支援診療所)の場合、「24時間体制あり、月2回訪問診療」すると最低62,660円。「24時間体制なし、月2回訪問診療」すると最低16,660円。

*1:主治医による死亡確認や臨終の立ち会いが、家族の心理に及ぼす影響についての調査研究
https://www.jstage.jst.go.jp/article/jspm/5/2/5_2_162/_article/-char/ja/

今，僕はすべての患者と24時間体制を約束し，初診時に同意書にサインしてもらい，緊急の連絡先を渡しています。緊急電話は，平日の日中は医院の事務に，夜間・休日の時間外は僕のiPhoneに転送されるようにしています。ちなみに電話転送は，web上のNTTのひかり電話設定サイトから設定できます。転送先の電話番号，呼び出し回数も設定できますので，もしも携帯電話を変えたとき，紛失したとき，出先からでも変更できます。

　こうして，勤務医を辞めてオンコールの呪縛から逃れたと思いきや，またも自ら24時間365日の体制に突入することになりました。毎日の晩酌を楽しみにしている医師，休日のゴルフの遠出を楽しみにしている医師，夏休みの1週間の海外旅行を楽しみにしている医師にとっては，この24時間体制は，大きな障壁になります。このような24時間体制を維持するためにどのような工夫をしているのか，まずはノウハウを集める必要がありました。

　開業する前，あちこちの在宅医療専門クリニックを視察した際に，それぞれの施設でどう24時間体制を組んでいるのかと聞いて回りました。すると，色んなことがわかりました。まず，「何かあったらすぐに連絡してください」と患

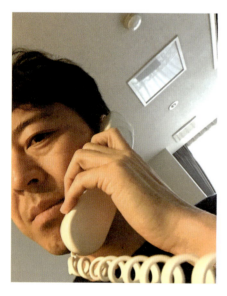

勤務医を辞めたはずなのに，またも自ら24時間365日体制の生活に飛び込む

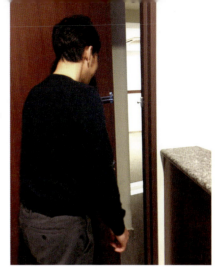

24時間体制の組み方は
医院によって様々。
しんじょう医院の場合は……

者，家族に話し，すべての電話を受け付ける体制を組むところまではどこも一緒でした。各患者宅には，緊急連絡先が書かれた紙が，壁や冷蔵庫に貼ってありました。

　この24時間体制を維持するために，複数の医師が当番を組み，毎日交代で一人が頑張り，その他の医師は休養するという体制のところもありました。また，医師は一人ですが，クリニックに複数の看護師を雇用して，まずは看護師が連絡を受け現場に訪問してから，必要があれば医師に連絡をする体制のところもありました。

　また，クリニック外の24時間体制の訪問看護ステーションが最初に連絡を受け，必要があればクリニックの医師に連絡をする体制のところもありました。さらには，地域の医師が連携して交代で当番をしているところもありました。色んな工夫とそして苦労もあることがわかりました。

　まず，複数の医師が交代で時間外の対応をしているところでは，同じクリニックでも普段診療していない医師が緊急の対応をしなくてはなりません。普段の様子を知らないため，カルテから情報を確認し，必要な治療を考えることになります。そうなると，当然現場に行き判断しないと，電話だけで，患者，家族に発生している問題に対処できるわけがありません。複数の医師の体制では，現場に出動する回数がかえって多くなることがわかりました。

24時間のオンコール体制——看護師の生活にかかる負担

　クリニックの看護師が時間外の対応をしているところは，当然ですが看護師の生活への負担が大きくなります。オンコールを引き受けてもなお働いてもよいという看護師は，それほど多くありません。また看護師の雇用の維持に，院長はいつも頭を悩ませているというのが現実でした。一人辞めたら，すぐに一人雇用しなくてはなりません。看護師だけで24時間の体制を維持するには，最低4人の看護師が必要であることもわかりました。

　また，クリニック外の訪問看護ステーションの看護師が，時間外の対応をしているところは，普段から患者を担当している看護師が対応するとは限りません。また，医師と顔を合わせてカンファレンスをもつこともなく，FAXでお互いの診療，看護の様子をやり取りしているだけでは，よい連携ができるとはとてもいえません。

　僕も経験したことですが，「先生も（医師も）24時間体制でやっているのなら，最初からそちらで対応してほしい」と看護師に言われてしまい，結局自分がすべてのことに対応するときもありました。また，「患者からすぐ見に来てほしいという電話がありました」とだけ伝えてくることもありました。「現場の様子はどうですか」と聞いても，「電話だけのことなので，よくわかりません」と返されたこともあります。まさに「緊急呼び出しのスルーパス」です。僕も電話をしている看護師に面識がなかったので，それ以上話をせず，すぐに自分で往診へ行きました。

緊急電話は，週に数回程度

　さて，24時間体制について，うまくいくこと，うまくいかないことを色々と見聞きしているうちに，自分のなかでやり方が固まっていきました。

　まず，いつも顔を合わせてカンファレンスができる，しかも自分が雇用していない訪問看護師と連携すること。基本的に自分がどこにいても患者，家族

の電話を受けること。そして，多くの患者に対応するのではなく，自分のできる範囲，せいぜい30人くらいの緩和ケアが必要な，重症の患者のみ診療することにしました。

　一人ひとりの患者，家族のことをきちんと把握でき，投与している薬もすべて思い出せるような人数で，丁寧な診療をしようと思いました。すべての客に目が行き届く品の良い小料理屋のように，利益は少なくとも，丁寧な仕事ができる「小商い」を目指すと決めたのです。

　実際に開業してみると，勤務医の頃に比べて，緊急電話はほとんどかかってこないことがわかりました。今も週に数回かかってくるだけです。かと言って，訪問看護師に多く連絡があるわけでもないのです。

　病院に勤務していた頃は，患者の状態に少しでも変化があれば，病棟の看護師は医師に報告をしなくてはなりません。また，よほど状態が変わっていれば僕も診察へ行かなくてはなりませんでした。病院の看護師も，夜や休日に僕に電話するときは，遠慮して迷った末のことがほとんどだったと思います。

　しかし，在宅ともなると患者も家族もさらに遠慮して，少々のことでは連絡してくることはないのです。また，どういうときに連絡したらよいのか家族にはわからないことがあります。具体的に連絡すべき状況を家族に伝えておかなくてはなりません。「何かあったら連絡してください」だけでは，その「何か」が何なのか，患者や家族にはわからないのです。

　よく，患者や家族に自分の電話番号を教えてしまうと，ひっきりなしに電話が鳴るのではと恐れる医師も多いのですが，そんなことはないとつくづく思います。

普段から診ている患者ならば，緊急呼び出しのときにも何が起こっているか予測できる

　開業してから，夜間の看取りは自分で電話を受けて往診することがほとんどです。それでも，勤務医だった頃のように何もかも置いてすぐに駆けつけるということはありません。正直に「今，出先にいるので，戻るのは2時間半後になります。それから向かいますが待っていていただけますか？」とか，「今，家族と食事していますので，食事が終わってからまたかけ直します」ときちんと伝えるようにしています。

　自分も生活しながら医師として働いています。相手も，生活をしながら療養しています。お互いが生活者であるという立場をはっきりさせることで，「救急車，パトカー，セコムのように連絡したら即座に来る」という，契約だけの関係にはならないように，最初から話すようにしています。「緊急時は概ね1～2時間で到着することがほとんどですが，場合によっては少し遅れることもあります」と初診前に患者や家族に説明し，同意できれば診療を始めるようにしています。

　それでも，24時間拘束されることは苦痛ではないのかとよく聞かれます。しかし，普段からよく知った患者，家族からの電話であれば，そこで何が起こっているのかどんな様子なのかは，自分なら大抵予想できます。本当に緊急なのか，朝まで様子をみてよいのかも，初めての患者でなければ何となくわかります。実際に電話で対応し，安心してもらえば出動しないこともあります。

　確かに，夜や休日に出動するのは僕にとっても負担です。特に，午前1時から6時くらいの間に呼び出されると，帰ってからも寝つけず，そのまま次の日の仕事が始まってしまうこともあります。それでも，普段から顔を合わせ気心が知れた患者に呼び出されるのは，それほど苦痛ではないとわかってきました。

　勤務医の頃，当直し救急外来で初めての患者を次々と診療していたときの緊張感のほうが，ずっとつらかったように思います。夜中の救急外来で，普段外来で診療している患者にたまたま出会うと，他の初めての患者には感じない安堵を感じていました。今もそんな安堵感があります。

　また，僕のように診療している患者の半分以上が，がん患者だと，容体の

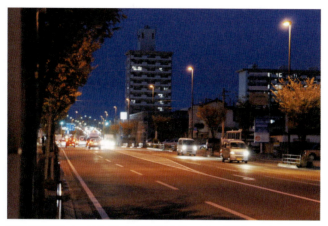

夜間の呼び出しも，気心が知れた患者ならば，それほど苦痛ではない

変化も大きく大変なのではないかとよく聞かれます。でも，それは違います。普段落ちついた慢性疾患の患者から緊急に呼び出されると，何が起きているのかさっぱりわかりません。転倒で呼び出されたときも，どの程度の怪我なのか電話だけで察知することはまずできません。

しかし，がん患者であれば，次にどういうことが起こるのかを経験から予測できます。手持ちのどの薬を使ったらよいのか話したり，次の日に行くことを約束すれば事足りることが多いのです（同じような印象はイタリアの在宅医も感じているようです*2)。

そして，自分で創った仕事に対してはそれほど負担を感じないという，人間の特性もあります。職場のルールとしてオンコールの当番が回ってくると，誰でも苦痛を感じます。人間は他人から指示されることを嫌うのです。「今週はあなたがオンコール当番です」と言われると，反発したくなります（リアクタンスという心理的傾向です）。自分がやらなくてはならないとわかっていることでも，

*2：Emergencies in patients with advanced cancer followed at home.
https://www.ncbi.nlm.nih.gov/pubmed/22871510

他人から，もしくは職場のルールとして決められてしまうとどうしても反発心が起こり，行動することに苦痛を感じるようになるものなのです。

　なので，僕は自分一人でオンコールをすると決め，自分一人で実行しています。ですから，いくらか苦痛が軽減できているのでしょう。

夜中の緊急往診が報われるとき
──患者に信頼され感謝されたときの喜び

　がんの患者に呼ばれて夜中に駆けつけるような事態は，せいぜい月に2～3回です。予測していなかった急変があり苦痛が強いとき，家族の気持ちの動揺を鎮める必要があるとき，そして看取り，死亡時です。

　看取り，死亡時はそれほど急いで駆けつける必要もなく，道中も「何が起こっているのか，必要なものは何であるか」と逡巡する必要はありません。到着し，死亡確認をし，家族を労い，思い出を話して30分くらいの時間が必要でしょうか。ちなみにホスピスに勤務していたときに看取りで呼ばれると，最後に病院から見送る時間も含めて，病院の滞在時間は2～4時間かかっていました。

　そして，時間外に呼び出されたときは，正直やれやれという気持ちを心の片隅にもちながら患者の家に向かうのですが，そこでの時間は特別なものになります。あるときは，患者から「先生，今までどうもありがとう」と別れの言葉とお礼を言われました。また，「こんな夜更けに，ありがとうございました」と家族から感謝され，それまでよりさらに親密な関係になることも度々です。

　そんな時間を共有するたびに，自分が医師として活かされ，生かされているのだと，大きな喜びを感じます。「ああ，こんな気持ちになれることを望んだからこそ，自分は開業し在宅医療，在宅緩和ケアをしているのだ」と改めて感じることができる瞬間なのです。

　そして，ホスピスに勤務していたときも，今も感じることなのですが，呼び

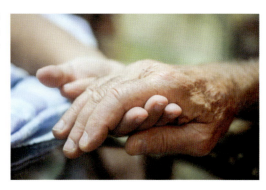

緊急の呼び出しが「特別な瞬間」を生むこともある

出しは，何かしら大切な意味をもつ時間になることがあります。「特別な瞬間」とでもいうべく不思議な瞬間があるのです。その「特別な瞬間」の始まりは，大抵勤務時間が終わる頃の夕方や時間外がほとんどです。なぜ呼び出されるのか理由がはっきりせず，それほど緊急事態でもなく，医学的な処置が必要な様子ではないこともあります。

「しばらく様子をみてください」と電話口で返事をしても，きっと大きな問題にはならないのですが，何となく心のどこかで「一度会ったほうがよい」とわかるのです。疲れていたり，ほかの予定があったりすると，ついやり過ごそうとしてしまうのですが，僕はいつも直感的に「特別な瞬間」を感じたときには，必ず自分自身で患者と向き合う時間を作るようにしてきました。

そうして患者の元に駆けつけると，別れの挨拶や感謝の言葉をいただくことがありました。また，何気ない会話であっても，そのなかに何か大切なメッセージが患者，家族から自分に向けられることもありました。この「特別な瞬間」を共有することで，自分と患者，家族とは，それまでとは違う心が繋がった一つ高い次元の関係になるのです。

この関係が一度でき上がると，それ以降はどんな病状になっても，ともに苦労しながらうまく過ごしていけるようになります。お互いの言葉が確実に心に届く喜びを感じられるようになるのです。この喜びが，緩和ケアや在宅医療に携わる多くの医療者の心を魅了していると僕は考えています。

もちろん経営者としても，時間外，特に22時から6時までの往診は，かなり高額な診療報酬であるため，大きなメリットになります[注]。

注）往診（緊急に駆けつけての診察）は日中 16,000円，深夜 37,000円。外来の再診（2回目以降の普通の診察）は720円。

出張や休暇のときの対応は？

　在宅医療は，概ね患者が80人を超えてしまうと一人の医師では対応できないといわれています。複数の医師を雇用できないとき，オンコールができる看護師が雇用できないとき，24時間体制を維持するために，オペレーターが休日，夜間に対応するサービスや，地域の医師が連携する試みもあります。ただ，これらは僕の目指している「小商い」の診療スタイルとは異なります。

　僕の医院の場合，年に何度もある出張や休暇中の留守は，信頼できる訪問看護師さん達が支えてくれています。そして，神戸市内で同じく在宅緩和ケアに従事しているイシカワ先生，モリモト先生，ゴシマ先生が，僕が神戸を離れたときの緊急時に代診をしてくれています。だからこそ，今の自分があると感謝しています。

　特にゴシマ先生は，開業前からクリニックで働かせてもらい，今も週に一度，半日は非常勤医師として手伝いに行っています。普段から一緒に働く時間があるからこそ，それぞれの診療のスタイル，人柄がわかるようになります。そして，電子カルテも同じものを使い，それぞれの医院，クリニックのカルテにアクセスできます。お互いの仕事のやり方がわかっているからこそ，自分の普段大切にしている患者を任せることができるのです。

　生活者としての僕は，24時間体制が身体的にも精神的にも負担だとはっきり感じています。しかし医師としての僕は，24時間体制を通じて喜びも感じているのです。

自分の診察している患者との「特別な瞬間」を幾度となく体験し，偶然とも必然とも思える崇高な瞬間に僕は魅了されてきました。人と関わり，人に信頼され感謝されること。それは，時間的負担と収入以上の喜びではないでしょうか。

　以前にも書きましたが，多くの職員を雇用すればそれだけ多くの収入が必要となります。その分，オンコールの責任も分散されることでしょう。しかし僕は，それによって自分の医師としての喜びが薄まることを避け，自分がすべての患者，家族に対応する「小商い」に徹しているのです。そして，そのようなオンコールも含めた色んなやり方を自分で決めて，自分で実行しているのです。開業の醍醐味はここにあるのです。

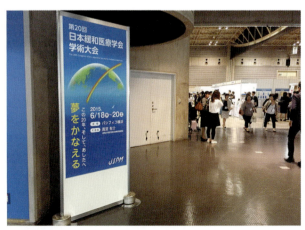

出張や休暇のときは，信頼できる訪問看護師や地域の在宅医の先生方が留守を支えてくれている

Column

新城式のグッズ活用法

 ## コンピューターを使った小技の数々

　今回は，在宅医療を便利にするコンピューターの活用方法について，皆さんにお伝えしようと思います。在宅医療を効率化する方法として，今までもiPhoneやMacを使ったいくつかのやり方を紹介してきました。今回はApple礼賛の話ではなく，どこでも誰でもできる工夫（Tips）を紹介します。

PCのディスプレイ ── 反射がなく眼にやさしいものを

　まず事務員の二人がいつも使っているコンピューターですが，Mac miniに二つのディスプレイを接続しています。ディスプレイに向かう時間が長い事務員の眼が疲れないものを選ぶ必要がありました。

　最近のディスプレイは，発色のよい"ぎんぎんぎらぎら"したものが多いのです。このようなディスプレイは映り込みがひどく，蛍光灯や窓の外の風景，はたまた自分の顔までを反射します。電源を切ったとき，鏡のようになってしまうディスプレイというのは非常に眼が疲れます。

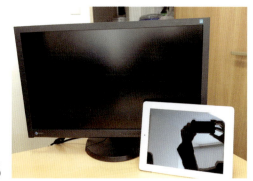

PCのディスプレイは映り込みのしない，眼の疲れないものを使っている（左）

III 開業後

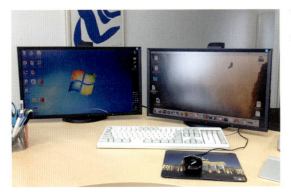

Windows7(左)とMacOS(右)が同時に動作している事務員のデスク

　映り込む映像を消し去るには，まずディスプレイの輝度を上げなくてはなりません（しかしそのため，さらに"ぎんぎんぎらぎら"になります）。それから，ディスプレイの角度を変えたり，窓のブラインドを下ろす必要もあります。また実は，映り込みというのは眼から映像として入ってきますが，脳の中ではまるで見えていないかのように画像処理されているのです。そのため，気付かないうちに脳もへとへとになってしまいます。

　毎日使うものは，よくよく吟味しなくてはなりません。そのため僕は，EIZOのノングレアタイプのディスプレイ（EIZO FlexScan 23インチカラー液晶モニターEV2336W）を選びました。カラーの発色はよくなくても，画面の反射がないので眼は疲れません。また，液晶画面のブルーライトがさらに疲れ目の原因になるとの話を聞き，僕も一時期ブルーライトカット眼鏡をかけてみました。しかし，これは何の効果もないと体感し捨ててしまいました。

　PC本体はMac mini 1台のみですが，ディスプレイの1台目ではMacOSが，2台目ではWindows7が動作しています。Mac上でWindowsを同時に使うことができる，Parallels Desktopを使っています。

　MacOSではメッセージ，メール，文書作成をし，Windows7ではセコム社の電子カルテが稼働しています。MacOSで作った文書を，Windows7の電子カルテにコピペしたり，反対にWindows7の電子

Column

新城式のグッズ活用法

カルテで出力したPDFの処方せんを，MacOSのメッセージ機能（iMassage）で訪問看護師や薬剤師に回覧するといった使い方をしています。

スキャナ――書類の保存に活躍

電子カルテがどの病院でも使われるようになった現在でも，まだ紙文書のやりとりはあります。僕の医院では，紙文書はすべてスキャナ（FUJITSU ScanSnap S1500M）で取り込んで保存しています。かなり高速にスキャンできるため，愛用しています。

スキャンした文書はPDFに変換し，電子カルテに格納します。また，こういう機器は耐久性が問われます。開業以降，まだ一度も壊れずに頑張ってくれています。

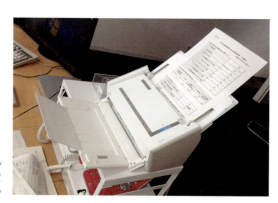

紙文書はすべてスキャナで取り込み，PDFにして保存している

eFax――紙のいらない電子FAXとは

医療機関同士，介護施設間の情報伝達は，今でもFAXが主流です。病院への診療情報の伝達，薬局への処方せん送付，ケアマネジャー，訪問看護師からの連絡はFAXがほとんどです。僕の医院

のように，特定の訪問看護師との連絡にiPhoneやiPadを使用しているところはまだ一部です。

　FAXは通常，紙が発生します。電子カルテからわざわざ印刷し，プリントした紙をFAXで送ってから，シュレッダーで破棄するといった一連の作業が必要です。この面倒な作業から事務員を解放するための方法として，僕の医院ではeFaxを利用しています。

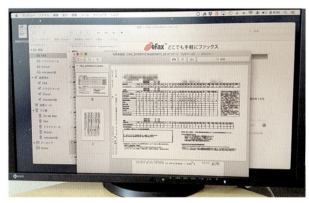

eFaxのサービス画面。
送られてきたFAXの内容が自動的にPDFに変換され，電子メールで受け取れる

　eFaxは，先方から送られたFAXを自動でPDFに変換し，電子メールで受け取れるサービスです。そのため休日でも夜間でも，僕のiPhoneにもMacにも電子メールの添付ファイルとして直接FAXが届きます。FAXを読むために休日にわざわざ医院に行ったり，そのまま気付かずに何日も放置されたりすることはありません。

　逆に，医院から相手先にFAXを送るときは，電子カルテから診療情報提供書をPDFにして出力し，電子メールに添付して送信すればいいのです。ファイル形式は，WordでもJPEGでも大丈夫です。ただし，こういうサービスは便利ですが，急に会社がなくなって使えなくなるというリスクもあります。

　また，僕が使用しているセコム社の電子カルテは，iPhoneやiPadにも対応するアプリがあります。これを使って，出張先や患者宅で診療情報提供書を作り，PDFに変換し，電子メールを経由して救急搬送

Column

新城式のグッズ活用法

先の病院にFAXを送ることもできるのです。

以前，往診中の患者の急変で救急搬送したときは，患者をストレッチャーで救急車に移送し，そのまま待機し出発するまでの5〜10分の間に，診療情報提供書を作成し先方の病院にFAXで送ることができました。救急車の到着前に先方の救急部に診療情報が到着するため，受入の準備を円滑にしてもらうことができるのです。

プリンタとシュレッダー ── 丈夫でよく働く

そして何といっても，なくてはならないのがプリンタです。毎日ひたすら印刷し，そして壊れないことが大切です。普通文書をA4で，処方せん・領収書をA5で，日々大量に高速で印刷するために，リコー A4モノクロレーザープリンター IPSiO SP 4310を使っています。

リコーは故障してもすぐにサービスマンが修理に来てくれます。一度だけサービスマンを呼びましたが，修理を依頼したその日に来てくれました。しかし，格安のトナー（パチモノ）を使っていての不具合だったので，ちょっと照れました（今は純正トナーを使っています）。

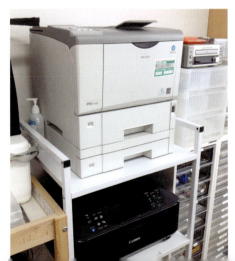

毎日働くプリンタは2台。リコーのレーザープリンタ（上段）とCanonのインクジェット複合機（中段）

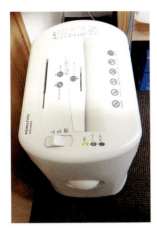

友人から勧められたコクヨの
シュレッダーは満足できる耐久性

壊れたときの予備機としてはCanon インクジェット複合機 PIXUS MX893を使っています。この機種は印刷だけでなく，インターネット環境がトラブルにより使えないとき，電話回線でFAXを送信することができるタイプです。普段はカラー印刷用に使用しています。診察したとき，患者，家族のスナップ写真をiPhoneで撮影したときは，このプリンタで印刷してプレゼントしています。

　こういう小道具（備品類）達は，使っているうちにありがたみを忘れがちですが，毎日壊れずに動き続けることが一番大切です。耐久性はカタログ情報ではわかりません。例えば，1分間に何枚印刷可能といった機器のスペック情報からはみえてこないのです。また，一度購入してしまえば買い換えることはなかなかないため，他に便利な機種があっても気付かないまま時間が経っていきます。

　人は，新しい物事を自分の生活や仕事に採り入れることに対して，大抵保守的だと思います。自分も含めて，もしかしたら採り入れたら便利になるかもしれないけど，知らなければそのまま手持ちのもので何とかしてしまうものなのです。新しい物事の便利さは，一度体験してみないとわからないとつくづく思います（在宅医療の善し悪しも，患者，家族自身が体験してみないと，やはりわからないものだとつくづく思います）。

　最後に，これまで僕も色んな職場で働いてきましたが，一番耐久性が求められる道具というのは実はシュレッダーでした。すぐに壊れるシュレッダーには何回も遭遇しました。友人に勧められた，コクヨ ビジネスシュレッダー 15L A4 KPS-M25X はまだ一度も壊れず詰まらず，満足できる耐久性です。シュレッダーのような機械は，便利な機能よりも，とにかく丈夫であることが一番大切なことだと思います。

　今回は，日々の仕事を支える医院の脇役達を紹介しました。皆さんの職場の脇役達はどんなものですか？

第18回 外の人達との付き合い方

訪問看護師とのカンファレンスをもつ

　いくら開業し「小商い」をしようと思っていても，やはりさまざまな外の人達と付き合わなくては，在宅医療は実践できません。今回は，どんな風に外の人達と付き合えばよいのかを考えてみました。

　どうなるとうまくいかないのかは，開業準備中に取材したり，実際に他所のクリニックで働くことで身に染みて理解しました。うまくいかない理由，事例を学ぶことで，反対にどうしたらうまくいくのかを考えて，今まで実践してきました。

　まず看護師です。以前にも書いたように，僕の医院は別の訪問看護ステーションと連携しています。開業してから2年半は3カ所と，現在は2カ所とのみ連携しています（詳しくは第14回参照）。往診は，基本的に看護師とは別の

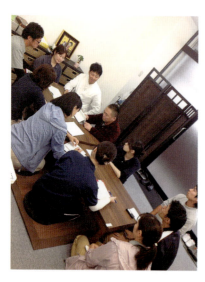

訪問看護ステーションとのカンファレンスは週1回1時間。開業当初からずっと続けている

時間ですので，カルテや訪問看護の報告書はFAXでやり取りします。しかし，FAXだけでは用事のやり取りに終始してしまい，文章で書ききれない印象や雰囲気が全く伝わりません。

例えば，バイタルサインや身体状況，残薬や必要な薬・処置は文章でも伝達可能です。しかし，患者や家族がふともらした今後に関わる気になる話であるとか，看護師が身体に触ったときに何となく感じた嫌な予感であるとか，言葉にならないような感触はFAXやメール，メッセージでは全く伝わりません。

そこで僕は，開業してからずっと，週に1回1時間のカンファレンスを実践しています。患者，家族のことをより深く知って治療やケアを充実させよう，またもっと自分の感じていることを看護師に伝えたい，反対に看護師が考えていることをもっと聞きたいという思いからです。

日常的にiMessageを使い（第13回参照），リアルタイムの状況を伝え合っているチームでも，きちんと顔を見て話すことで，気付いていなかったことを知る機会となったり，また僕自身が医師として感じている葛藤を話すことで気持ちが楽になったりすることもあるのです。

また，カンファレンスをし，患者，家族のことをみんなで考える時間をもつほうが仕事は楽しいと思うのです。カンファレンスでは，深刻な話ばかりではなく，笑いがあふれます。集まるメンバーが，どれだけ「人が好き」なのか本当によくわかります。その笑いが新しい力になると僕は確信しています。深刻な状況のなかでも思わず「くすっ」と笑うユーモアが，患者にも家族にも，そして医療にも心の支えになると思います。

それぞれの事業所のスタイルにあった連携が望ましい

しかし，この週に1回1時間のカンファレンスをもとうとすると，そう多くの訪問看護ステーションと連携することはできません。なぜなら，僕も看護師もそれぞれのスケジュールのなかでどうにか時間をやりくりして集まっているからです。

また，別のクリニックでの経験ですが，すべての訪問看護ステーションがカンファレンスをしたいと思っているわけではありません。自分の仕事のスタイルと合わない訪問看護ステーションと連携しても，仕事の質が下がり，また楽しくないので，やはり2カ所程度の訪問看護ステーションと連携するのがやっとだと僕は思っています。

　また，自分の診療地域の訪問看護ステーションのすべてに緩和ケアを！と意気込んだところで，先方も同じ志をもっているとは限りません。それぞれの訪問看護ステーションの目指すところ，やり方，また組みやすい医師というのがいるのだと思います。その結果，僕の医院でも限られた訪問看護ステーションとのみ組むやり方が続いています。

ケアマネジャーの仕事──がん患者と介護保険

　次にケアマネジャーです。僕が診察している患者のほとんどは，疾患に限らず介護保険の認定を受けており，患者，家族に関わるケアマネジャーがいます。ケアマネジャーは，神戸市北区内のありとあらゆる介護保険事業所から来ており，特定のところには集中していません。またそれぞれの事業所である程度特徴というか，得手不得手がある様子です。

　がん以外の病気の患者は，平時の変化はそれほどなく，あるとき急変し入院してしまうという特徴があります。在宅医療を支える側からみれば，このような患者では家での療養をじっくり計画する余裕があります。年単位で関わりながら，緩やかな変化に合わせてケアを変えていくことができます。

　例えば認知症の方であれば，デイサービスやショートステイといった，家から離れたケアを活用できます。高齢の独居や，老老介護（高齢者同士の夫婦），病病介護（ともに何らかの病気の夫婦）であれば，ヘルパーの活用，病院への移送サービス，手すりを付けるなどの住宅改修を活用できます。

　しかし，僕が主に診察しているがん患者は，亡くなる1～2カ月前までは，通院ができるような自立した生活をし，最後の1カ月で急速に寝たきりから看

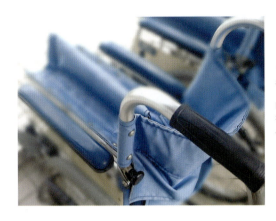

がんと慢性期疾患では，必要なケアや介入の時期が異なることも多い。時には，患者が亡くなった後に要介護度を知らせるハガキが届くことも

取りに向かうケースがほとんどです。ケアマネジャーが普段多く接している慢性疾患の患者とは全く質が異なります。

　最後の1カ月になってから介護保険の申請をしても，介護度の決定までに少なくとも2週間程度かかります。暫定的に前倒しして，介護保険を利用した色々なサービスを使用できるのですが，亡くなった後にやっと要介護度を知らせるハガキが届くことも度々です。

　また，最後の1カ月だけ手厚いケアを必要とし，介護ベッドのレンタル，褥瘡を予防するエアマットの導入，ポータブルトイレの手配，訪問入浴の手配をすることがほとんどです。デイサービスやショートステイを利用した患者はいません。家事援助や身体介護のヘルパーは独居の患者のみ利用します。トイレや浴室の住宅改修は亡くなるまでに間に合いません。毎週のように必要なものが変わるため，ケアマネジャーの方にもとても負担をかけていると思います。

　ケアマネジャーとの連絡は主に訪問看護師が行い，ケアの内容を討議しています。僕も，時々診察中にケアマネジャーの方が立ち会って，治療やケアの内容を直接話せることもありますが，ほとんどの方は顔を知らないままです。もちろん，患者，家族とケアマネジャーは常に話し合いをもっており，とても密接な関係です。

　開業してからしばらくすると，僕の仕事の仕方を見てくださって，ケアマネジャーの方が担当している患者を紹介してくれることもありました。しかし，これは注意しなくてはならないと開業前に別のクリニックでの経験で学びました。ケアマネジャーが往診の必要があると考えていても，患者，家族はそう思っていないこともあるのです。

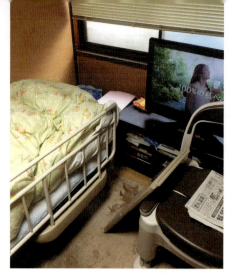

がんの在宅医療では，最後の1カ月のみ手厚いケアを必要とすることが多い。介護ベッドのレンタル，褥瘡予防マットの導入，ポータブルトイレ，訪問入浴の手配など

　きっと，病院へ行こうとしない患者を何とかしたいと，ケアマネジャーも必死に説得した末のことなのでしょうが，診察を受ける気持ちがない患者の往診に行けば，大抵トラブルになります。また，一度だけは診察を受けてくれても，その後続けて往診に行くのは難しいのです。そして，診察料を払わない患者もいました。「元々自分が呼んだわけではない。ケアマネジャーが勝手に往診を呼んだんだから，診察料を払うのはおかしい」と。

　往診も訪問診療も「患家の求めに応じて患家に赴き診療を行った場合に算定できる」，「在宅で療養を行っている患者であって通院が困難なものに対して，その同意を得て，計画的な医学管理の下に定期的に訪問して診療を行った場合」と定められており，診察には本人の求めや同意が必須なのです。ケアマネジャーの方が，しんじょう医院の往診を紹介してくれたときでも，本人や家族から直接連絡してもらうようお願いしています。

ホームホスピスでの学び，そしてともに成長していくために必要な愛着

　僕は，他のクリニックでの勤務経験から，介護施設や高齢者マンションで質の高い医療を提供するのはとても難しいと感じ，施設の仕事は当面しない

と決めていました。実際に開業してからは、施設で暮らす患者の診察を頼まれたことはありません。

しかし、「神戸なごみの家」*1というホームホスピスだけは、自分も深く関わり、患者を担当しています。ここでは、介護福祉士や看護師が常駐し、専門的なケアを日々提供しています。ここでは7〜8名の入居者が共同生活を送っています。ホームホスピスは、グループホームのような介護施設ではありません。私的な施設ですから保険診療上は「居宅」での診察になります。

往診を始めて3年近くが経ちましたが、自分自身もこの施設の人達との関わりで成長していることを感じます。この施設で暮らす人達とは診察の後に、一緒に昼食を食べるようにしています。

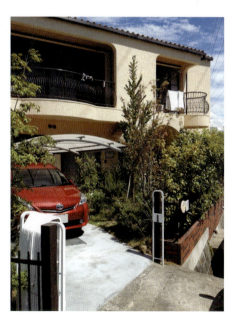

ホームホスピス「神戸なごみの家」。往診を始めて3年近くが経つ

*1：神戸なごみの家
http://www.kobe-nagomi.com/

皆さんはなごみの家の職員の方の手料理を，僕はいつも弁当を持って行き，一緒に食べるのです。皆さんの食べる姿を見ながら治療を考えたり，職員の人達と何気ない会話をしながらケアを考えたりしています。

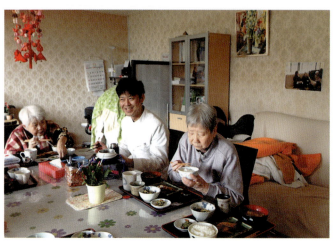

「神戸なごみの家」での診察の後には，患者や職員と一緒に
昼食を食べるようにしている

　外の人達との関わりを考えてみると，「顔を合わせる時間を作ること」，「少なくとも2年はともに頑張ること」，そして「一緒に成長していくこと」が必要だと思います。しかし，自分の時間も身体も有限です。できるだけ多くの人達と一緒に過ごしたいと思いながらも限界があります。

　また，一緒に成長していこうと思えば，一番大切なのは「愛着」だと思います。訪問看護ステーション，ケアマネジャー施設を含めて，チームの一人ひとりに対する「愛」がなければ，スタートラインにも立てないとつくづく思うのです。

外の人達との関わりでは、
「顔を合わせる時間を作ること」、
「少なくとも2年はともに頑張ること」、
そして「一緒に成長していくこと」が
必要だと思います。

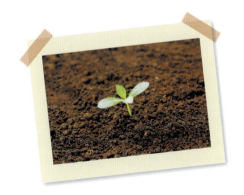

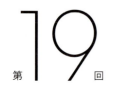

第19回 自由な時間はたくさんある「毎日の時間は自分で作り出せ」

勤務医を辞めて得た「自由な時間」の感覚

　毎日，心のなかではいつも時間の流れを感じています。勤務医の頃も今も同じように，曜日ごとに決められたスケジュールがあり，日曜日から土曜日まで一週間は流れていきます。

　毎日には色彩があり，月曜日は月曜日の色を，土曜日は土曜日の色をもっています。好きな色も嫌いな色もありますが，嫌いな色の日を乗り越えては自分を労り，好きな色の日を心待ちにします。誰にでもそんな流れがあるのではないでしょうか。

　勤務医を辞めて，4カ月の自由な期間に入ったとき，はっとしたことがあります。まず，携帯電話で呼び出されることはないんだという安堵感と，もう一つは，次の日の予定が「全くない」日ができるということです。それぞれの曜日についていた色がさっと消え，真っ白になりました。もしかしたら，学校に通っていた時代を含めて，僕にとっては初めての経験だったかもしれません。

　毎日何をするか，自分が決めてよいという自由な感覚，そして何もしなくてもいいんだという解放感。まさにFree as a bird。こんな時間があるんだという発見と同時に，これは当たり前のことなんだと改めて気が付きました。

　人は自分の人生の時間を，自分で決めてきたと思い込んでいます。もっというなら，自分の人生は自分で切り開いてきたと信じたいのです。僕も本書で書いてきたように，自分の生きてきた道程については，自分は導かれ，そして自分で選び，今があると信じています。いや，信じたいのです。

　しかし，この自由な時間の感覚を味わったとき，もしかしたら，自分は案外

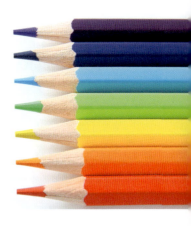

毎日の色彩を感じながら
一週間を過ごす

周りから色んなことを制約されながら生きてきて，そのなかで息苦しくなっていたのかもしれないなと振り返るようになってきました。

　開業したら，きっとまた時間に追われるような毎日です。この自由な時間の感覚もすぐに奪われて，すぐに毎日の色を追いかけることになるんだろうなあと予感していました。そして，予感はそのとおりになりました。それでも，勤務医だった頃とは違い，毎日の色と時間を自分で作り出すことに努力するようになりました。

往診は1日最大8人
── 1人の診療に十分な時間をかけるために

　さて，まずスケジュール管理です。在宅医療に専念するようになると，毎日のスケジュールはかなりはっきりします。僕は1人当たりの診療時間は30分，移動時間を含めるとプラス10分を見込んでいます。

　午前中に多くて4人，午後も多くて4人。緩和ケアを中心にするなら，1日にそのくらいしか診察できません。特に，がんの患者には十分な時間が必要です。30分のうち，患者の対応に10分，家族の対応に10分，残りの10分は薬の調整や，患者，家族みんなで話すための時間です。

このように時間に余裕をもって1日最大8人と決めて仕事をしていれば，患者の急な呼び出しにもちゃんと対応できます。各家々を回る時間をきちんとスケジュール管理できるということは，例えば，「来月の木曜日の午後はすべて休みたい」と思ったときも，「来月の学校の参観日に行く」と子どもと約束したときも，「講演のために金曜日の午後を空ける必要がある」ときも，時間の調整が可能です。

　実際に今では，月曜日と火曜日の午後は往診はせず，ほかの病院で仕事をしています（一つは往診専門クリニック，もう一つは市民病院の緩和ケアチームです）。開業前ほどではありませんが，スケジュールをぎちぎちにして大勢の患者を診療するスタイルではないため，十分に時間の調整が可能です。

　毎日多ければ8人の患者を診察しますが，最近は患者数が減ってきたため，例えば今日は午前中を休み，午後から往診が3人，外来で1人を診察しました。17時前には仕事が終わっていました。朝から仕事をすれば，早ければ16時

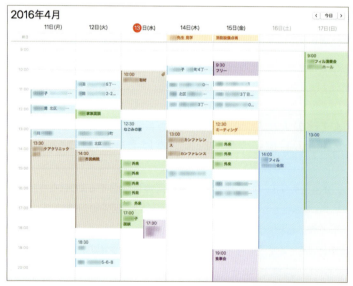

4月のとある一週間のスケジュール。往診は1日最大8人。各家を回る時間をきちんと管理できていれば，プライベートでの時間の調整も十分可能

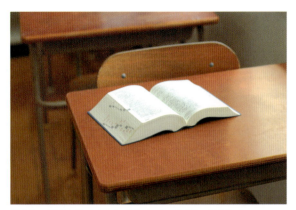

勤務医の頃よりずっと自由な時間ができ，子どもの学校行事への参加や，家族との時間も十分取れるようになった

頃に仕事が終わることもあります。勤務医の頃よりずっと自由な時間ができ，家族との時間も十分取れるようになりました。

　子どもたちの宿題，テスト勉強に付き合って，それからデスクワークの残業をしてもまだ自分の時間は残り，読書や録画した番組を観て色んな物事を自分に取り込むようにしています。より多面的に深く，医療や，緩和ケア，そして在宅医療を考えようとしています。

　「毎日の時間は自分で決める」。これは外来診療を行っていると，そういうわけにはいきません。患者がいてもいなくても，決められた時間に医師は診察室にいなくてはなりません。僕は外来診療も含めてすべて予約のみで診察しているため(注)，自分の予定に合わせたスケジュール管理ができるわけです。

注）2016年からは往診専門の開業も認められるようになりましたが，僕が開業した当時は，必ず外来診療を行い患者のフリーアクセスを確保するようにと地方厚生局から指導されました。往診に出ている時間は診療時間としては認められないのです。そのため，午前9時から9時半までのみ診療していると申請しました。

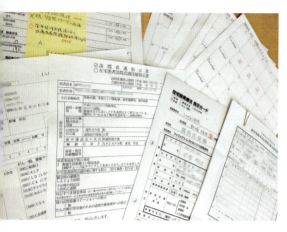

在宅医療は書類との闘い！

在宅医療は書類との闘い──事務作業をどうやって減らすか

　そして，毎日の時間を作るため，多くの仕事を周囲の人に任せています。特に二人の事務員には色んなことを任せています。

　よく「在宅医療は書類との闘いだ」といわれます。そのくらい書類が多いのです。主治医意見書（行政宛），訪問看護指示書（訪問看護ステーション宛），居宅療養管理指導書（患者，ケアマネジャー宛），在宅時医学総合管理料の根拠となる治療計画書（患者宛），診療情報提供書（薬局，他医療機関宛）……，どんどん増えていきます。

　それらの下書きを事務員に依頼しています。ドクターズクラーク（医師事務作業補助者）としての仕事を事務員に担当してもらうことで，僕の時間を作り出しています。そのため，事務員も診療開始前の家族面談，初回の往診に同行し状況を把握してもらいます。そして，カンファレンスにも参加することで，治療の経過を共有しています。

　レセプトは，電子カルテで自動的に病名をチェックするところまでは事務員が担当し，僕はすべてのチェックと，コメント（症状詳記）を書いています。それほど患者数も多くないため，外来も含めて（最近は外来3〜4割）レセプトは月に50枚前後です。月1回，30分もあればチェックが終わります。僕は病名のチェックと管理料の確認を念入りにしています。

作り出した時間の使い方は自分次第

　僕の医院は，開業当初より「小商い」をモットーにしています。今後も医療法人にするつもりはなく，年間の保険診療の収入を5,000万円未満にして，租税特別措置法第26条[*1]の上限を超えないようにしています（参考リンク[*2]）。
　租税特別措置法第26条とは，収入に応じて必要経費を自動的に計算する方法です。大きな設備投資がなければ，十分な金額が経費として認められま

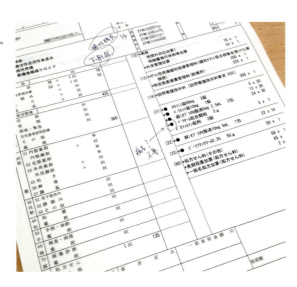

レセプトは月に
50枚前後。
月1回，30分も
あればチェックを
終えることができる

---

*1：租税特別措置法
http://law.e-gov.go.jp/htmldata/S32/S32HO026.html

---

*2：個人開業医の特例適用
http://www.bizup.co.jp/navi_m/kessan/k05_20.html

すので，領収書を集めたり，無理な節税をしたりはせず，毎日を倹約して過ごしています。税務調査に入られることもほとんどないやり方です。

　こうして毎日の時間をうまく作り出し，残業はせず，仕事が終わればさっと帰る毎日です。事務員の二人も，残業は1年を通じて1～2回，1時間程度あるかないかといったところです。

　僕自身は，月に2～3回は患者から時間外の呼び出しがあるため，一日の過ごし方は多少変わります。呼び出されると状況にもよりますが，家を出てから診察して帰るまでだいたい2時間くらいかかります。それでも前に書いたように，それほど負担と感じてはいません（第17回参照）。

　本来，人は毎日の時間を自分でデザインできるのです。そして作り出した時間をどう過ごすか，どう使うかは自分次第です。仕事に費やすもよし，副業に取り組むもよし，何もしないで珈琲を飲んでいてもよいのです。僕はこの半年間，作り出した時間で，この原稿を書いて過ごしてきました。

「毎日の時間は自分で決める」。
作り出した時間を
どう過ごすか，どう使うかは
自分次第です。

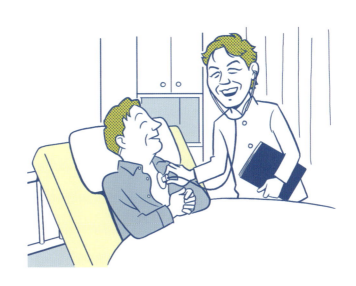

Column

新城式のグッズ活用法

診察の七つ道具

　今回は，開業以来使い続けてきた診察の七つ道具を紹介しようと思います。往診鞄の中身については以前に書きましたが（第15回参照），そのサブの往診鞄に入っている物達です。

聴診器

　まず聴診器から紹介します。1994年，医学部5年生の臨床実習が始まるとき，開業医の父から贈られたものです。ケンツメディコ社製のステレオフォネットNo.171を使っています。

　やや大柄な聴診器なのですが，左右の音が分かれて聞こえるようになっていて本当によく聞こえるため，ずっと愛用しています。もう何千人，いや勤務医時代は検診の仕事もよく行っていたので，何万人の聴診をしてきたのか知れません。

　欠点は，ベルカバーというゴムの部分が裂けてしまうことです。もう20年以上使ってきましたので，一度大修理をしてほとんどの部品を取り替えました。しかし，自分の名前が彫られたチェストピース（実際に患者に当てるところ）は変わっていません。職場が変わってもずっと一緒に頑張ってきた同志です。

　僕は，毎回の診察で必ず胸・背部の聴診をし，呼吸音を確認します。がん患者を診察するうえで，呼吸音の変化は必ず確認しなくてはなりません。在宅医療ではレントゲン機器は持ち運べませんし，携帯エコーもいつも持ち歩いているとは限りません。ですから聴診が一番の頼りです。例えば，胸水がたまった患者では呼吸音がなくなりますし，肺炎の無気肺になっても呼吸音が弱くなります。

　一番気をつけなくてはならないのは，抗がん剤のイ

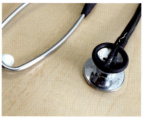

20年以上使い続けている聴診器。
父から贈られたもので，
チェストピースには自分の名前が
彫られている

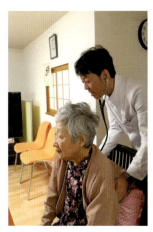

聴診は必須の診察。毎回必ず胸・背部の聴診をし，呼吸音を確認する

レッサ，タルセバといった分子標的治療薬を服用している患者が発熱した際，呼吸音は問題ないのに，なぜか酸素飽和度が下がっているときです。これは間質性肺炎の可能性があります。それまで比較的良い状態で過ごしてきた患者が間質性肺炎を併発し，そのまま救急車で入院，短期間で亡くなってしまうという事例を年に一度は経験してきました。

聴診は必須の診察です。しかし僕を含め，臨床実習で(または学生時代に)聴診のトレーニングをきちんと受けていない医師も増えているのではないでしょうか。僕は幸い，研修医時代に循環器科の指導医に教えてもらうことができました。画像検査に頼り，聴診がきちんとできない医師が増えていることを憂えているのは僕だけではありません[*1]。

体温計

さて，体温計はテルモ社製の電子体温計C231を使っています。体温計は測定時間が長いからとつい省略してしまいがちですが，それは良くありません。自分の手の感覚だけでは，患者の体温を誤認します。僕自身，これまで想像と違うときがありました。

ところで，電子体温計の測定誤差は意外と知られていませんが，水銀計よりも正確でないときがあります。今や病院でも体温計は電子体温計です。薬局で誰でも買える製品と同じものを使って，プロも測定しています。

この電子体温計には「予測式」と「実測式」があります。僕も使っている，短時間で体温が表示される「予測式」では時々誤差があります。最近の鼓膜温

*1：無難に生きる方法論「医師の聴診器は飾りか？」(毎日新聞「医療プレミア」連載，2016年2月13日掲載分)
http://mainichi.jp/premier/health/articles/20160212/med/00m/010/007000c

Column

新城式のグッズ活用法

や皮膚温の体温計も一瞬で体温を測れますが，正確ではないことも度々です。しかし「実測式」では測定時間が10分近くかかり実用的ではありません。

測定時には脇の中心に体温計の先端を当てる必要があるのですが，その部位が痩せてしまっている患者では誤差が発生しやすくなり注意が必要です。そして，体軸と体温計の角度は30〜45度くらい（やや深め）にしないと正確に測れません。

また，「あれ？　おかしいな」と思い再度測定するときは，いったん体温計のセンサーを冷やさなくてはなりません。プロでも意外と体温計の正確な使い方や，測定誤差についての知識は少ないのではないでしょうか*2。

血圧計と駆血帯

次に，血圧計（ウェルチ・アレン社製，デュラショックDS44ゲージ一体型）です。僕は，電子式の血圧計は使わず，毎回自分で聴診して測っています。これは，内科で赴任した病院での慣習で，医師が毎回自分で血圧を聴診し測るよう教育されました。今も診察のたびに自分の手と耳で測定しています。

しかし，医師も年をとると徐々に難聴になっていきます。それに気が付かず聴診，血圧測定をしていると診断精度が落ちてきます。最低血圧がうまく測れなくなるそうです（日野原重明　著『「生活習慣病」がわかる本――健康のため，その〝習慣〟を改めなさい』，ゴマブックス，2015）。

儀式的ではあっても，僕はこれからも血圧は聴診で測り続けるつもりです。この「儀式」的という部分

*2：シチズン・システムズ「よくあるご質問＜電子体温計＞」
http://www.citizen-systems.co.jp/support/faq/electronic/health/thermometer.html

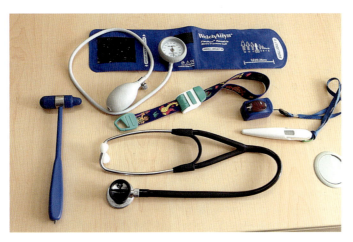

七つ道具のうちの五つ。
中央上から血圧計，駆血帯，聴診器。
左にあるのが診療用のハンマー。
右にあるのが体温計

も，診察には大きな力を発揮すると信じています。自分の知識，技能を最大限活用するだけでなく，自分という存在と所作をもってさらに治療の力を高めるには，「儀式」の力も大いに動員すべきと真剣に考えています。

　また，駆血帯は小児用のバンド型の駆血帯を使っています。僕は一人で診察して一人で採血しますので，このタイプなら採血が終わったとき，針を抜く前に片手で外すことができます。

　よくあるゴムを巻き付けるタイプは「絶対に」使いません。僕は医師のくせに，自分が注射されること，採血されることが大嫌いです。毎年インフルエンザの予防接種と検診の採血では，手に汗をびっしょりかきながら耐えています。ただでさえ針の痛みが恐いのに，あのゴムの駆血帯に腕の皮膚を挟まれる痛みにはとても耐えられません（関西では「みぃ・はさむ」＝身挟むといいます）。

Column

新城式のグッズ活用法

ハンマー，携帯型エコー

　さて，僕は脳外科医時代に，系統的な神経学的診察方法を指導医から習いました。今も診療用のハンマーを使い診察しています。また，内科医時代には身体診察，内視鏡（上部，下部消化管），エコー（心臓，腹部，甲状腺）を指導されました。このときに指導されたことが今に活きています。

　在宅医療の現場では自分一人しかいません。自分の医療技術と知識がそのまま患者のケア，治療に反映されてしまいます。若いときに丁寧な指導を受けられたことを，本当にありがたく思っています。

　僕は，今も携帯型のエコー（GEヘルスケア社製，Vscan）を使い，心臓，腹部の検査をしています。特に，高齢者の心不全の診断，がん患者の胸水，腹水の診断には必須のアイテムです。

　しかし，この器械は画面が携帯型ゲーム機くらい小さいため，肝臓内の質的な診断などには不向きです。肝臓の小さな腫瘍は見逃しやすいのです。正直「大雑把に全体のことがわかればよい」と考えて使っています。それでも，レントゲン検査ができない在宅の現場では必須の画像機器だと思います。

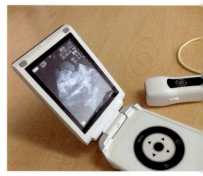

携帯型のエコー。画面は携帯ゲーム機ほどの大きさだが，高齢者の心不全の診断，がん患者の胸水，腹水の診断には必須のアイテム

看取りのパンフレット

　最後に，看取りが近くなったときには，亡くなる過程，点滴のこと，せん妄のことが書かれた家族向けのパンフレットをよく使います。

　これは国内の緩和ケアの研究（OPTIMプロジェクト）のために作られたパンフレットの一つで，聖隷三方原病院のスタッフによって編集されました。僕もホスピスに勤務していたときに実際に現場でテストして，その内容を修正しフィードバックしました。

　『看取りのパンフレット』は，PDFファイルとして

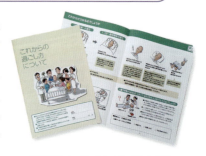

OPTIMプロジェクトで作成した『看取りのパンフレット』

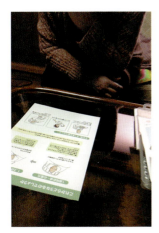

口頭できちんと説明し,
十分な対話をもつことが必要

web上に保存されています*3。僕は,このファイルを冊子の形で印刷・製本するように,印刷業者に注文しています。

看取りの過程がリアルすぎず,かつ嘘っぽくないイラストで描かれており,家族に説明するための補助ツールとして使用しています。説明した家族にもきちんと伝わりますし,その場にいなかった家族にも,後でそのパンフレットを使って説明してくれているようです。

しかし,このパンフレットをただ渡すだけでは乱暴です。相手の表情を見ながらきちんと口で説明しなくてはなりません。パンフレットを使うことについて,同僚と遺族調査*4をしたところ遺族のほとんどの方が,役に立ったと回答しています。一方で,パンフレットを渡すだけではなく,十分に対話することが大切であることもわかりました。

いかがだったでしょうか。今回は,在宅医療と緩和ケアを充実させる七つ道具についてご紹介しました。

---

*3:OPTIMプロジェクト『看取りのパンフレット』
http://gankanwa.umin.jp/pdf/mitori02.pdf

*4:看取りの時期が近づいた患者の家族への説明に用いる『看取りのパンフレット』の有用性: 多施設研究
https://www.jstage.jst.go.jp/article/jspm/7/2/7_192/_article/-char/ja/

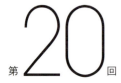

第20回 白衣とお金。そして医師の霊性

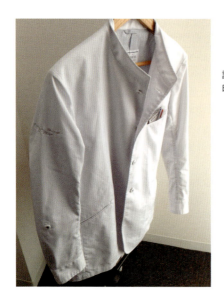

診察には，どんなときも
白衣で臨むのが新城式

白衣を着るということ
——「患者と同じ目線」では治療関係は成立しない

　僕は，必ず白衣を着て仕事をしています。暑い夏も寒い冬も，オーケストラの練習の最中に呼び出されたときも，日曜の夜の往診も，いつだって必ず白衣を着ています。時には車の中で白衣に着替えることもあります。平日の夜にお酒を飲んでしまい，タクシーで往診に行ったときも，その車中で白衣に着替えました。

　ホスピスや在宅医療の医師が，「患者と同じ目線になるために，私は普段着で診察します」と仰るのを何度も聞いたことがあるし，実際に色んなところへ見学に行くと，在宅医のほとんどは白衣を着ていません。僕が白衣を着る

のも，他の医師が白衣を着ないのも，何らかのポリシーがあってのことです。ただ，僕の場合は「患者と同じ目線」では治療関係は成立しないと思っているから，いつも白衣を着ているのです。

　診察している患者には，自分の知識，経験のすべてを注いでもなお，想像を超えたことが毎日のように起こります。どれだけ知識を身につけても，わからない病気はたくさんあります。患者が病気の真理に近づくためのヒントをたくさんくれているのに，自分に知識がないため，そのヒントを無視してしまい問題に気がつかないことだってあります。またどれだけ経験を積んでも，同じ薬を使っても，患者によって効果や反応は異なります。

　自分の専門である緩和ケアでもそうです。使い慣れているはずの医療用麻薬（がんの痛み止め）であっても，うまくいかないことは度々あります。副作用でうまく使えなかったり，痛みが全く治まらなかったりすることもしばしばです。薬が計画どおりに効いて，痛みが軽くなっただけで，経験を積んだ今でも正直ほっとします。

　それから，僕は決して患者を責めません。「本当ならうまくいくのに，きちんと薬を飲んでいましたか？」とか，「副作用が出やすい体質なんですね」などとは言いません。自分の計画にぐずぐずと未練を感じないで，黙ってすぐに次の手を考えていきます。

医師の霊性と呪術性

　患者と医師の関係は非対称のほうが，治療効果が高いと僕は信じています。患者にはわからないが医師である僕にはわかる，そのように患者に思ってもらったほうが，治療効果は高くなるはずなのです。だからこそ，儀式のように身体の診察を丁寧に行い，聴診し，腹部を触診し，足の先まで触るのです。

　痛みのある場所には手を当てて，しばらくじっと気を集中させます。そして自分の脳で考え続けます。この方にとっての最適は何だろうかと。もちろん，さまざまなエビデンスも利用し治療を構築しますが，やはり最後のところは，

自分と患者との関係性が治療効果を高めることにつながります。この関係性をより良い方向に導くには、私人「新城拓也」では駄目なのです。

自分の霊性を高め、医師であることを自分にも相手にも印象づけるためには、ユニフォームつまり白衣が必要です。僕は「患者と同じ目線」になることは治療効果を高めることには繋がらないと考えているので、医師としての霊性と呪術性を保持するために、白衣を着続けているのです。

白衣は、クラシコ社の白衣を愛用しています。デザインと機能性に優れていますし、往診時にコート型の長い白衣はやはり滑稽です。僕は、冬は長袖、夏は半袖のケーシー型の白衣を着ています。さすがに毎日着続けていると、3年を過ぎた頃から生地がくたびれてきたので、最近すべて買い換えました。

自分の手で直接お金を受け取らないこと

さて、白衣を着て医師としての霊性を保ち、私人として患者に接しないと決めた以上、僕は二つのことを自分に課しました。その一つは、お金を自分の手で受け取らないことです。往診先で、医師である自分が診療費を手を出して直接受け取ると、その時点で医師の霊性は失われてしまいます。

しかし、医療活動には当然値段がつきますし、自分の能力を相手に注ぐ以上、その代金は必ずいただかなくてはなりません。往診時に事務員を同行させたり、毎月集金に訪問することも考えましたが、効率が悪いと思いやめました。診療費は、毎回の診察の費用（訪問診療料、往診料）に加えて、月1回だけの費用（管理料）があるため、1カ月が終わり集計するまで、その月の費用がわからないのです。

そこで、他の医院を見学したときに採っていた、銀行口座からの引き落としを導入することにしました。在宅医療を開始する前に、患者、家族と面談し同意書にサインしてもらうのと同時に、必ず銀行口座の引き落とし申込書（自動払込申込書）にも記入、捺印をしてもらいます。

時に「私は現金主義で」と言われることもありますが、口座引き落としに協

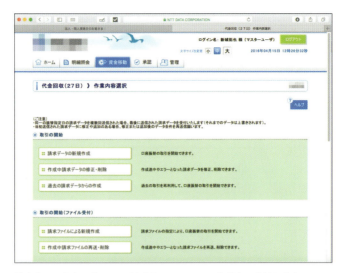

診療費は、銀行口座からの引き落としにしている。患者宅で直接お金を受け取ることはない

力していただくよう説得します。開業以来、未収は一度もありません。ただし、口座名義が患者本人の場合、患者が亡くなった最後の月は口座が閉鎖されることが多いため、引き落としができなくなってしまいます。その際は、家族（遺族）に連絡し、当院宛てに振込で診療費を回収します。

お茶とトイレの悲しい関係

　さて、僕が自分に課したことのもう一つは、患者の家でトイレへ行かないことです。診療を始める前の面談で、「往診中にトイレが近くなると困るので、お茶、お菓子は遠慮します」とお伝えしているのですが、やはり往診先でお茶やお菓子を勧められることがあります。僕は、勧められたものは絶対に断らないと決めているので、診察の後にお茶をいただきながら、雑談をすることもあ

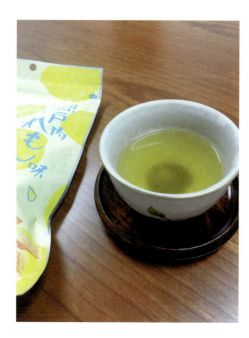

トイレの心配から,お茶とお菓子は遠慮している。しかし勧められるものは断らない。

ります。

　認知症のある高齢の患者が,あまり洗っていないマグカップでインスタントコーヒーを入れてくれたときも,必ず勇気をもっていただきます。相手の好意と気持ちを飲み込むことが,主治医としての洗礼だと僕は思っています。

　また暑い夏は,移動する車の中も高温となるため,水分の補給が欠かせません。そうすると,やはり半日トイレへ行かずにはもたないこともあります。患者の家でトイレを借りようかと思うほど,膀胱が張り詰めたことも何度かあるのですが,白衣を着た自分は人間ではないのだと言い聞かせて,いつもどおりの笑顔で患者宅を後にし,車に乗り込みコンビニへ直行します。

　たとえ人目がなくても,白衣を着たまま茂みに入り安堵するようなことは決してあってはなりません。自分の医師としての霊性が失われてしまうからです。それでも,もしも間に合わなかったという悲劇に備えるために,車の中にはいつも簡易トイレが常備してあります。

幸いにも，トイレにたどり着けず，車中で人知れず簡易トイレを使うという悲しい思いをしたことは，開業してからまだありません。とにかく，在宅医療の仕事を始めてから，「夏の暑さ」と「尿意」は自分を苛む強敵と感じています。これから開業を目指す皆さんは，心して対策と戦略を練ってください。

　医師として，自分はこの社会のなかで生きています。白衣を着ることで，社会のなかでの自分の役割を自覚し，私人としての欲を封印しています。そして，霊性を保つことで患者との関係性を健全に構築し，治療効果を最大化すると信じて，毎日「痩せ我慢」をし続けているのです。

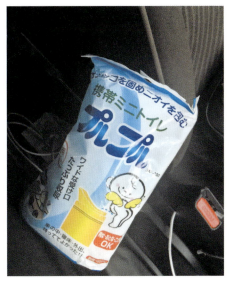

悲劇に備えて，往診車には簡易トイレが常備してある。

第21回 医療の質を保つには「スモールチームで大きな力を」

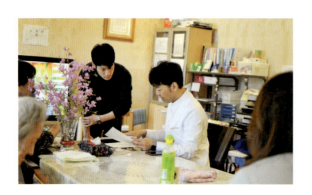

在宅医療と緩和ケアの融合を目指して

　本書では，新しい形での在宅医療と緩和ケアの融合を目指し，知恵を絞りながら毎日の仕事を組み立てることについて書いてきました。またかけがえのない仲間とチームを作り，どう活動してきたか，そのコツについても書いてきました。最後に「医療の質を保つ」ことについてお話ししようと思います。

　ここ数年，在宅医療は高い保険点数が追い風となり，大きな規模の在宅医療専門クリニックも都市部にできています。一方で，自宅で生活できなくなった高齢者も増え，介護保険施設だけではなく，高齢者マンションといわれるような，自宅と施設の中間的な生活の場も出現しました。

　一部の在宅医療専門クリニックでは，そのような高齢者マンションの患者を多数引き受け，「自宅にいる患者」として一度に診療することで，短時間に効率よく大きな利益を得ていたところもありました。僕が開業したのはちょうどその頃でした。

　「在宅医療はこれからの医療の形だ」という声が大きくなるなか，僕はあえて施設を丸ごと引き受けるようなやり方はせず，ただひたすらに自宅（居宅）の患者だけを往診することにしました。そして，患者に緩和ケアを提供しながら，苦痛の軽減と，家族のケアに専念してきました。

「小商い」と「スモールチーム」で，ルールに翻弄されない医療を

　僕は開業以来，自分の能力の範囲内で丁寧に仕事をし，必要以上に儲けないやり方――「小商い」でやってきました。人を多く雇わず，連携する事業所を少なくして「スモールチーム」でできる仕事を丹念に積み上げてきました。そして，2016年の夏で丸4年を迎えました。

　この数年で，随分変わったこともあります。まず当然ですが，4年分年をとりました。チームの仲間もそれぞれ4年分年を取り，体調を崩す仲間，結婚・妊娠しチームを去る仲間，職場を変わりその後も連携を続ける仲間，子どもが就職した仲間，孫ができた仲間――みんな同じ場所には立っていません。

　在宅医療を取り巻く環境も変化し，施設を丸ごと診療するようなやり方は，保険点数を大きく減点されることになりました。同じ建物の中で同じ日に複数の患者を往診すると減額されるため，わざわざ違う日に往診するような非効率なやり方をするクリニックも出てきました*1。

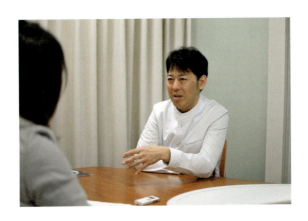

　*1:『「同一建物減算」回避するための訪問日調整を無意味化，在宅報酬を見直し―中医協総会』，メディ・ウォッチ，2015年11月11日掲載
　　http://www.medwatch.jp/?p=6193

僕は,「人間の作ったルール」に翻弄されるような医療は絶対にしたくないと,開業したときから思っていました。保険点数が改定されるたびに仕事のスタイルを変化させる病院の運営には,勤務医の頃から嫌悪感がありました。病院の収益を中心に仕事のスタイルを変えていくやり方では,働いている人達の一人ひとりが,どんな医療を提供しようとしているのか振り返ることすらなくなってきます。当然,医療の質は低下しますし,職員の離職が増えます。

患者にひたすら向き合い,最適を探す

　僕は開業以来,在宅医療,緩和ケア,看取りの三つに専念し続けてきました。「最期まで家に居たいと思う人はたくさんいるだろう」と思い,始めた仕事でした。きっとうまくいくと思ったやり方でした。

　最初の1年間は本当に忙しく,在宅医療を希望する患者が次々と紹介されてきて,自分の働く場があることをとても喜んでいました。チームの仲間も新鮮なパワーで前に進み出し,力がついていく実感がありました。しかし,その後の新規患者数,自宅での看取りの人数は,明らかに減り続けています。

　どういう訳か,在宅医療,緩和ケア,看取りに関する保険点数は改定されるたびに上がっていくので,患者数が減っても医院の収益はさほど変わりません。平成28年度の改定でも在宅医療に専念するクリニックの開設を認めたり,緩和ケア,看取りに専念するクリニックの点数を高くしたり,僕のしているような活動に手厚くなっています。

　しかし,手厚くなるということは,「全国的に在宅医療は拡がっておらず,看取りも増えていない,十分な緩和ケアを受けられない」ことを意味しています。

　それにしても,なぜ新規患者数が減っているのかと思い,最近,非常勤勤務をしている市民病院や以前の勤務先,そして近隣の医療機関の人達を訪ね,聞いて回りました。「どうして紹介される患者が減っているのでしょうか」と。すると,どこの人達も「紹介を控えているわけではないのですが,減っているのですか？」と答えるのです。そして,「うちの病院でも患者が減っているんで

す」という話も聞きました。

　神戸市内では，一部の大病院を除いてどの病院でも，患者数が減っているようなのです。現に訪問のついでに院内を歩いてみても，外来がすいていて，空床が目立つ病院もありました。

　しかし，以前ホスピスで働いていたときから，患者が増えたり，減ったりするたびに，その理由を推測しても仕方がないと思っていました。何かわかりやすい原因があって患者が来ないということではなく，色んな要因が絡み合っていることがほとんどだからです。

　そして，まず医療者はただひたすらに出会った患者，家族に向き合い，そ

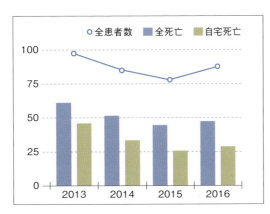

新規患者数，自宅での看取りの人数は減少傾向にある

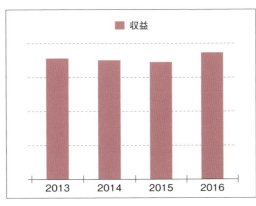

患者数が減っても，収益の変動はほとんどない

れぞれの最適を探していくことに専念したほうがよいと思っています。また自院に患者が紹介されてこない理由を探し、自分を売り込みに行くよりも、それぞれの病院で何が起きているのか、何に困っているのかを調査して、自分を取り巻く「地域の医療現場の風向き」を知ることが大事なのです。

絶えず自分の仕事を見直し、必要とあれば変化をおそれない

　僕は、診察している患者が入院すると必ず見舞いに行きます。研修医の頃から厳しく躾けられた、患者と向き合う作法の一つです。そして患者を見舞ったときには、できるだけ先方の医療機関の人と話すように心掛けています。たまたまナースステーションにいたナースであっても、何かしら雑談をするようにしています。

　病室の中の雰囲気、職員の忙しさなどを見ていると色んなことを感じることができます。自分とチームの仲間達が年を重ね変化するように、自分達を取り巻く環境も変わっていきます。「自分の周りの風向きを感じ取り、自分達を変化させる」ことが必要だとわかってきました。

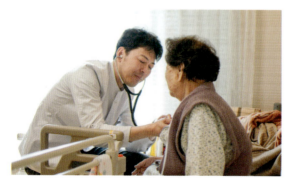

出会った患者、家族に、ただひたすら向き合う

この「風向き」を感じるためにも、僕はよその病院と診療所で非常勤勤務を続けています。もちろん空いた時間を仕事に充てるためでもありますが、それ以上にそれぞれの医療現場を通じて、自分の周りで何が起きているかを知るためでもあります。
　入院中に状態が悪くなり、それでも家に帰りたいという患者と、それを支える家族に最良の在宅医療と緩和ケアを、と開業当初は思っていましたが、もう僕も変わらなくてはならないのです。
　周囲の病院で話を聞いてきたときも、「退院後にいきなり往診という話をしても、患者も家族も気持ちがついていかない」「自宅で最期を過ごすよりも病院やホスピスを選ぶ患者のほうが多い」「自宅もホスピスも、患者、家族が『死に場所』と意識してしまうのでひとまず近隣の病院に転院することがある」「患者、家族の気持ち、意見を調整しながらゆっくり訪問診療の準備をする」「病院に転院するほうが、短期間に準備できる」と色々な話がありました。
　そこで僕は、大病院へ通院しているがん患者の、自宅での生活を支えることに主眼を置いてみようと考えました[注]。訪問診療に移行するまで、僕の医院の外来に来てもらいながら長い期間じっくりと関わり、そして予約の時間になっても来ない患者には電話をしてみて、必要なら往診に行くやり方も採り入れるようにしてみました。

注）平成28年度の診療報酬改定では、在宅緩和ケアを実施する医院に患者を紹介したときに病院側が算定できる、「外来がん患者在宅連携指導料」が新設されました。

　看取りのために自宅に帰る患者を往診するだけではなく、大きな病院でがんの治療を受けている患者を、緩和ケア外来でじっくりと診察しつつ、治療の副作用や、生活面の相談（食事の相談が多い）、今後の過ごし方、治療選択の岐路に立たされたときに一緒に考えることも、自分の仕事として取り組むようになったのです。
　勤務医の頃、「今日は調子が悪いので診察へ行けません」と患者から電話がかかってきたことがありました。本当に体調が悪いときは、病院へ行くことすら大変なことで、移動時間も待ち時間も耐えられないのです。
　当時は電話で、「それではお大事に、また余裕のあるときにお越しください」

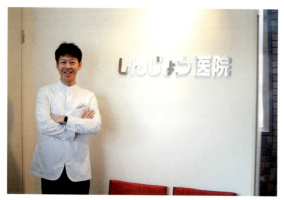

しんじょう医院は，これからも新たな取り組みを発信し続けます

と返事をして終わりでした．しかし，病院の仕組みに患者が合わせなくてはならないことに，矛盾も感じていました．「調子が悪いときに，なぜ医療は力になれないのか」という当たり前のことでした．以前は，組織が大きすぎて，何から変えていったらよいのかわからなかったのですが，開業し自分なりにこの矛盾は解決できました．それでも，日々また新しい矛盾にぶつかっています．

絶えず自分の仕事を見直して，変化が必要ならすぐに変えていこうと今の僕は考えています．組織が大きくなると，何かを変化させようと思っても惰性の力が強く，なかなかできません．でも今の「スモールチーム」なら仕事の体制もすぐに変えられるのです．

緩和ケアの提供は，ホスピスだけでも，自宅だけでもなく，どこでもできるのだと当たり前のことに気が付きました．「緩和ケアクリニック」という，新しい活動がどこまでやれるのか，これから挑戦したいと思います．

医療の質を保つには，「人間の作ったルール」に翻弄されず，自分が信じた医療を頑固に続ける変わらない信念と，自分をとりまく「風向き」を読み取り，自分とチームを変えていく勇気とアイデアが必要です．

僕と僕らのチームがどう変わっていくのか，どうかこれからも見守っていてください．そして自分達の存在と活動に誇りをもって，ユニークな活動を展開し，発信し続けていくことを皆様にお約束します．

医療の質を保つには，
「人間の作ったルール」に翻弄されず，
自分が信じた医療を頑固に続ける
変わらない信念と，自分をとりまく
「風向き」を読み取り，自分とチームを
変えていく勇気とアイデアが必要です。

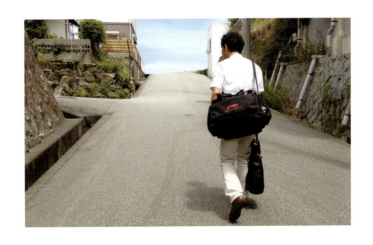

あとがき

のフックに引っかかる言葉

　本書を読んでくださった方々，最後までお付き合いくださって本当にありがとうございました。開業と在宅医療に関して，誰も書きそうにないことを書こう，自分で工夫しながら作り上げてきたことを書こう，と毎回色々と考えながら執筆を続けてきました。

　読者の皆さんにノウハウをお伝えするだけではなく，自分が人生を生きてきたなかで心に留まった言葉が，どのようにノウハウにつながっていくのか，その思考のプロセスがうまく文章にまとまればと書いてきました。

　人はいつも他人の言葉を不思議な形で記憶しています。相手が意図して自分に向けたメッセージに限って，案外心に留まっていないことが多いのです。何気なく発した言葉が，記憶のなかでフックに引っかかり，未消化のまま時を経て，そしてあるとき，自分が体験した現実の出来事と見事にリンクすることがあるのです。

　僕も度々講演をしていますが，自分が力を入れて発している言葉，映写している文字は案外聴衆の方に届いておらず，合間に何気なく発した言葉をとてもよく覚えているという方に何度も出会ってきました。

　「あのとき先生が，○○と仰っていました。その言葉の意味が今になってわかるのです」と声を掛けていただくことがあります。しかし，自分はその言葉を発したことすら覚えておらず，苦笑いするほかありません。自分の言葉が相手にどのように届き，相手の心のどのフックに引っかかるのかは，どうやら話す側にはコントロールできないようだと考えるようになりました。

　僕の心に引っかかった言葉たちを本書で皆さんに紹介しながら，その言葉の発信者が本当は何を伝えたかったのだろうかと考えてみました。たとえ自分の父親の言葉であっても，相手の真意はわからないままのこともあります。しかし，確かに僕の心には残り，別の形となって僕の人生の取り組みに影響を与えるのです。そして，本書を通じて，僕の言葉がまた皆さんの心のどこかに引っかかる，偶然の連鎖が起こることを願っています。

母親からふと言われた言葉をここに紹介します。
　「人の人生に関わることができるなんて，医師というのは素晴らしい仕事じゃない」。
　大学生の頃に，そんなことを実家で言われました。どんな文脈だったかは忘れましたが，今もこの言葉が別の形で僕のなかで戒めとなって残っています。

謙虚であれ。患者にはただ心を持ち優しくあれ

　医師になり，脳外科医，内科医の修行を経てホスピスで働き，僕は今，開業医として在宅医療を中心に活動しています。ホスピスで働いていた頃は，多いときで1日に3人の人の死に立ち会いました。一人の人間が体験するにはあまりにも多い，人の生死を目撃してきました。
　「人が死ぬというのはどういうことなのだろう，どんな体験をするのだろう」と，興味や関心がそちらに向いてしまった頃もありました。また，死にゆく人に向けて自分はどのような手助けができるのだろう，自分の行いや言葉が何か相手の心の救済になればと思ったときもありました。
　「どのような言葉かけをしたらよいのだろう。どんな話をしたらよいのだろう」。そんなことを考えていた時期もありました。そんなときに，ある方からはっきり戒められました。
　「今，行っていること，考えていることをすぐにストップしなさい。それはあなたのために言っている。あなたは，まだ死んでもいない。致命的な病気になったこともない。だから死にゆく者たちに対し，死生観を諭すことはできない。
　謙虚であれ。
　医師や父親であることを一度リセットし，地球で学んでいる人間として，素直に謙虚に患者に接することである。
　患者にはただ心を持ち優しくあれ」。
　この戒めを頂いて，はっとしました。「ただ心を持ち優しくある」，そして「医師としての技能を高め，患者とその家族のために自分の力を

使うこと」に専念せねばと思ったのです。

　死にゆく人達に，自分が生き方を指南することも，死が平安なものになるように，気の利いたことを言おうとすることも，そして，死にゆく人達に死について諭すことも一切すまいと心に誓ったのです。ただ母親の言葉どおり，「人の人生に関わることができる」のみに専念し，そのことを自分の喜びにしようと強く思うようになりました。

　そして，その誓いと思いは今も心の大事なところにあります。母親の恐らくは何気ない言葉は，僕の心のフックに引っかかり，この戒めの到来を経て，一つの意味のある自分の誓いとなったのです。

　最近，巷でよく「住み慣れた家で最期まで過ごす」とか，「人生の最後は人間らしく自分の家で」とかいった言葉を見かけるようになりました。僕はこういう言葉に出会うたびに，自分の誓いと相反する不快をどうしても感じてしまうのです。人の死のあり方，死生観を諭すような態度がどこかに見え隠れしているからかもしれません。

　また，こういう言葉に，生者の煩悩と欲望に訴求する，どこか嘘っぽい感触を読み取ってしまうのです。まるで新築マンションの広告文のように（マンションポエムといいます）。僕はただ，自宅で過ごしている患者とその家族に優しくありたい，そして，その方々の人生に関わる喜びだけを感じるようにありたいと強く思うようになってきました。

　最後に，本書の元となったweb連載が始まった2015年10月から，毎週原稿を書き上げると，最初に校正し小見出しを付けてくださった水上久仁子さん，推敲した文章を校正し，忙しいときも年末年始も休日も毎週必ず火曜日の午前10時に金原出版のホームページにアップしてくださった吉田真美子さんに深く感謝します。書籍化するにあたり，本書の内容，タイトル，デザイン，装丁に熱心に取り組んでくださった須之内和也さんにも心から感謝しております。多くの写真を撮影し，そして医院の運営を支えてくれる鈴木ゆかりさん，多くの写真に参加してくださり，僕の仕事を支えてくれる訪問看護ステーション「すまぁと」，「かもめ薬局」の皆様，本書に登場してくださった先生方，そして僕の親類家族，両親にも心より感謝します。

超・開業力
在宅医療・クリニック経営の新常識と新城式

定価（本体3,500円＋税）

2017年2月20日　第1版第1刷発行

著　者	新城　拓也（しんじょう　たくや）
発行者	福村　直樹
発行所	金原出版株式会社

〒113-0034　東京都文京区湯島2-31-14
電話　編集　(03)3811-7162
　　　営業　(03)3811-7184
FAX　　　　(03)3813-0288
振替口座　00120-4-151494
http://www.kanehara-shuppan.co.jp/

©2017
検印省略
Printed in Japan

ISBN 978-4-307-00479-4

印刷・製本／シナノ印刷(株)
装丁・本文デザイン／KuwaDesign
イラスト／森　まんな

JCOPY 〈(社)出版者著作権管理機構　委託出版物〉
本書の無断複製は著作権法上での例外を除き禁じられています．複製される場合は，そのつど事前に，(社)出版者著作権管理機構（電話 03-3513-6969, FAX 03-3513-6979, e-mail:info@jcopy.or.jp）の許諾を得てください．

小社は捺印または貼付紙をもって定価を変更致しません．
乱丁，落丁のものはお買上げ書店または小社にてお取り替え致します．